「統合失調症」からの回復を早める本

【監修】
(公財)東京都医学総合研究所
統合失調症・うつ病プロジェクト
プロジェクトリーダー
糸川 昌成

法研

はじめに　早期回復のために

統合失調症は、１００人に1人が発症する可能性をもった、とても身近な病気です。ところが、統合失調症が具体的にどのような病気であるのかは、一般にはあまり知られていません。理由の一つには、統合失調症の患者さんの幻覚や妄想という症状が、〝自分にも起こり得る状態〟として想像することが難しいという点があります。つまり、統合失調症は、特殊な一部の人しかかからない病気として遠ざけられる傾向があり、それが差別や偏見を生むもとにもなっています。偏見は当事者を隠し、一般の目から患者の存在を遠ざけています。

統合失調症があまり知られないもう一つの要因は教育にもあります。オーストラリアなどでは、中学生に保健体育とは別に、精神疾患を教える授業があります。そのため、オーストラリアの中学生は、自分や級友の異変を早期に認知することができ、将来親になってからは、わが子の変化を速やかに察知することができます。

しかし、日本では大学まで進んでも精神疾患を学ぶ機会はめったにありません。そのため、大半の当事者とご家族は、病気になってはじめて統合失調症の存在を知って戸惑われるのです。将来的には、オーストラリアのように、国がすべての中学生に心の病気を知る機会を提供できるようになればいいと思っています。ただ、今まさに統合失調症を理解する必要を感じておられる方たちの要請に応えるには、詳しい一般解説書の存在が助けとなります。とくに、統合失調症は、発症から治療の開始までの期間が短ければ短いほど、回復しやすい病気です。つまり、早期発見、早期介入（受診）によって、早期回復につながります。

そこで本書では、統合失調症の多彩な症状をわかりやすく説明し、入院、自宅療養などの治療の過程、ご家族のかかわり方などを詳しく解説しています。さらに、社会復帰をサポートするさまざまな社会福祉資源や支援制度についても紹介しています。

◆統合失調症をとりまく環境の未来

本書には、もう一つの特色があります。統合失調症をとりまく環境の未来についても触れている点です。

統合失調症の発症のメカニズムの研究は、遺伝子レベルに達しており、多くの成果を挙げています。そうした研究成果をもとに、発症の予防や新薬の開発が期待されています。また、検査や診断方法も進歩してきました。そして、精神保健医療改革が提唱され、よりよい治療環境が整えられようとしています。

まず病気を理解し現状を知っていただいたあとに、今後の医療と治療はどうなっていくのか、あるいはどうなろうとしているのかをご理解いただくことは大切なことだと考えています。

現行の精神科医療は不完全であり、さまざまな不便とご苦労を当事者とご家族は経験されているはずです。それは、精神医学そのものがもつ不完全さがもたらしている側面もあります。医療従事者だけでなく、行政に携わる人々や生命科学者、研究者など多くの人が力を合わせてそうした不完全に立ち向かっています。多様な努力を当事者とご家族に知っていただくことで、早期回復へ向けたご苦労が未来の希望へとつながっていく可能性を信じていただけたらと願っています。

平成25年1月

（公財）東京都医学総合研究所
統合失調症・うつ病プロジェクト　プロジェクトリーダー
糸川 昌成

もくじ

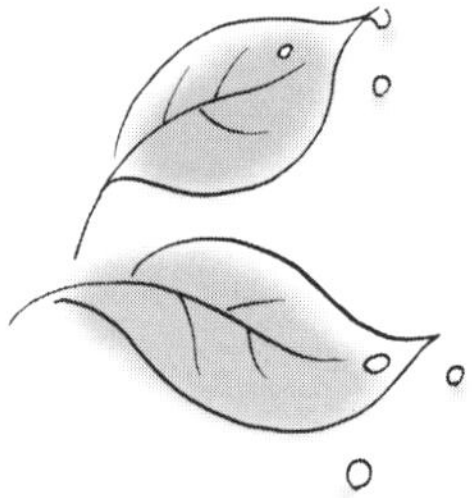

第2章 統合失調症が招く さまざまな症状

第3章 回復、社会復帰のための治療

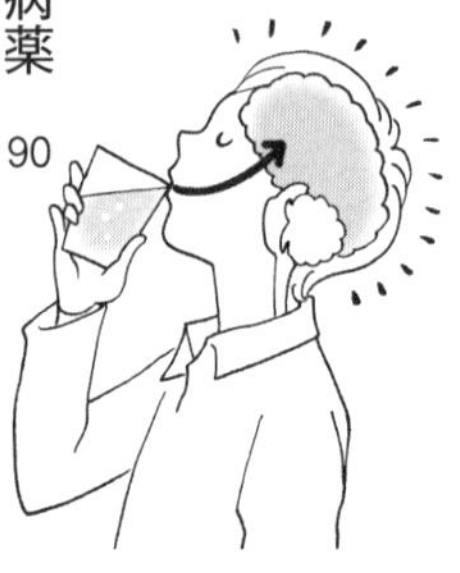

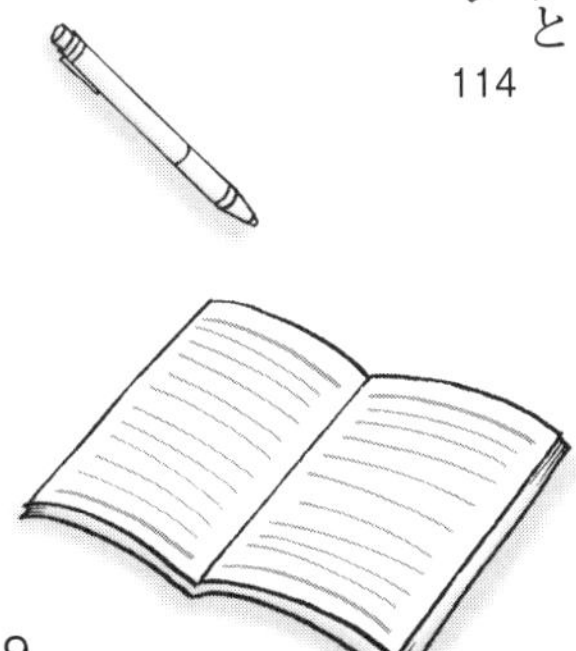

第4章 家族のかかわり方と社会復帰

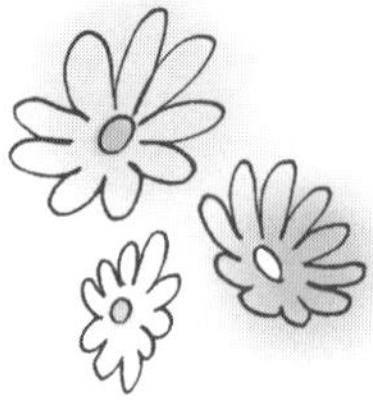

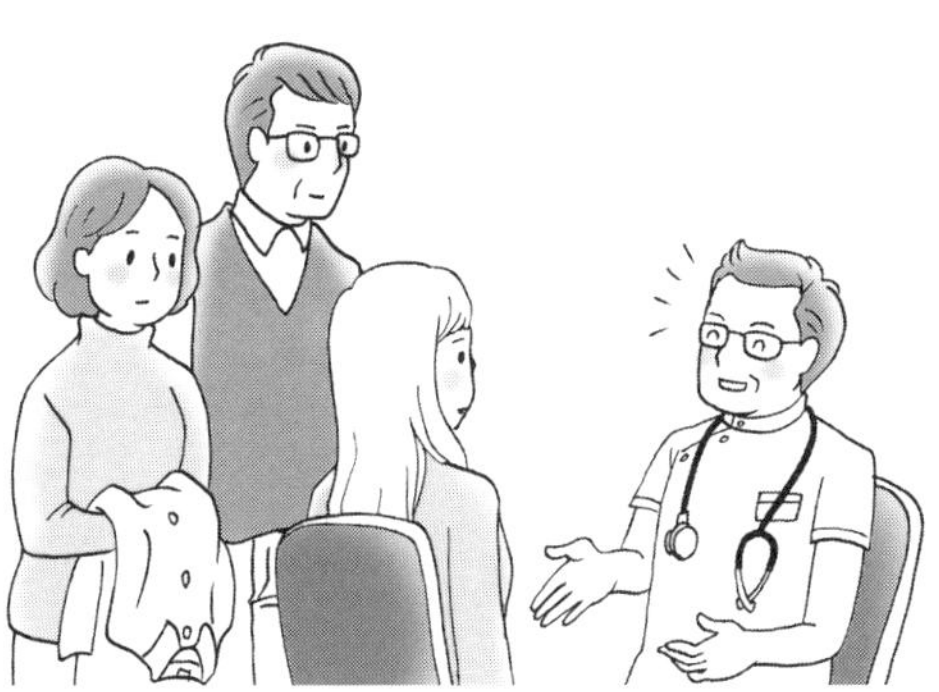

第5章
支援制度を活用して回復・社会復帰を目指す

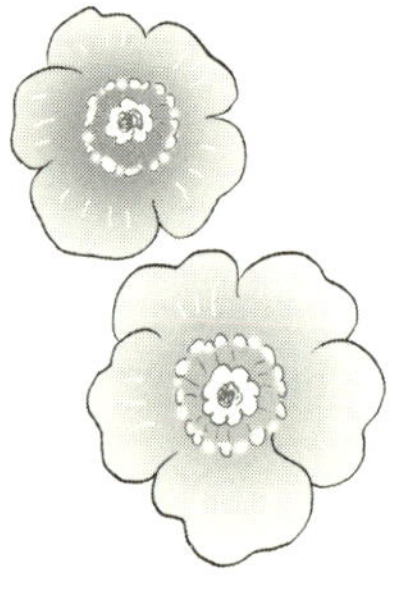

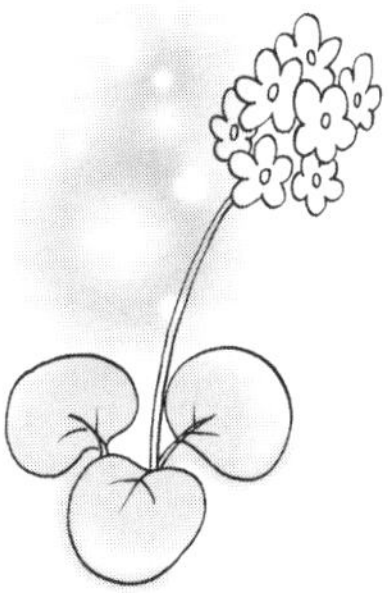

第6章 早期回復のために

本文イラスト　岡澤 香寿美
装丁デザイン
本文レイアウト　㈱イオック
編集協力　木村 克彦
トゥー・ワン・エディターズ

第1章

統合失調症の基礎知識

統合失調症は、
「100人に1人が発症する可能性をもつ」といわれる、
私たちにとってとても身近な病気です。
しかし、この病気に対して、現在、まだ多くの誤解や無理解、
偏見などがあるのも事実です。
統合失調症への理解を深めていくため、
まず病気の基礎知識からひもといていきましょう。

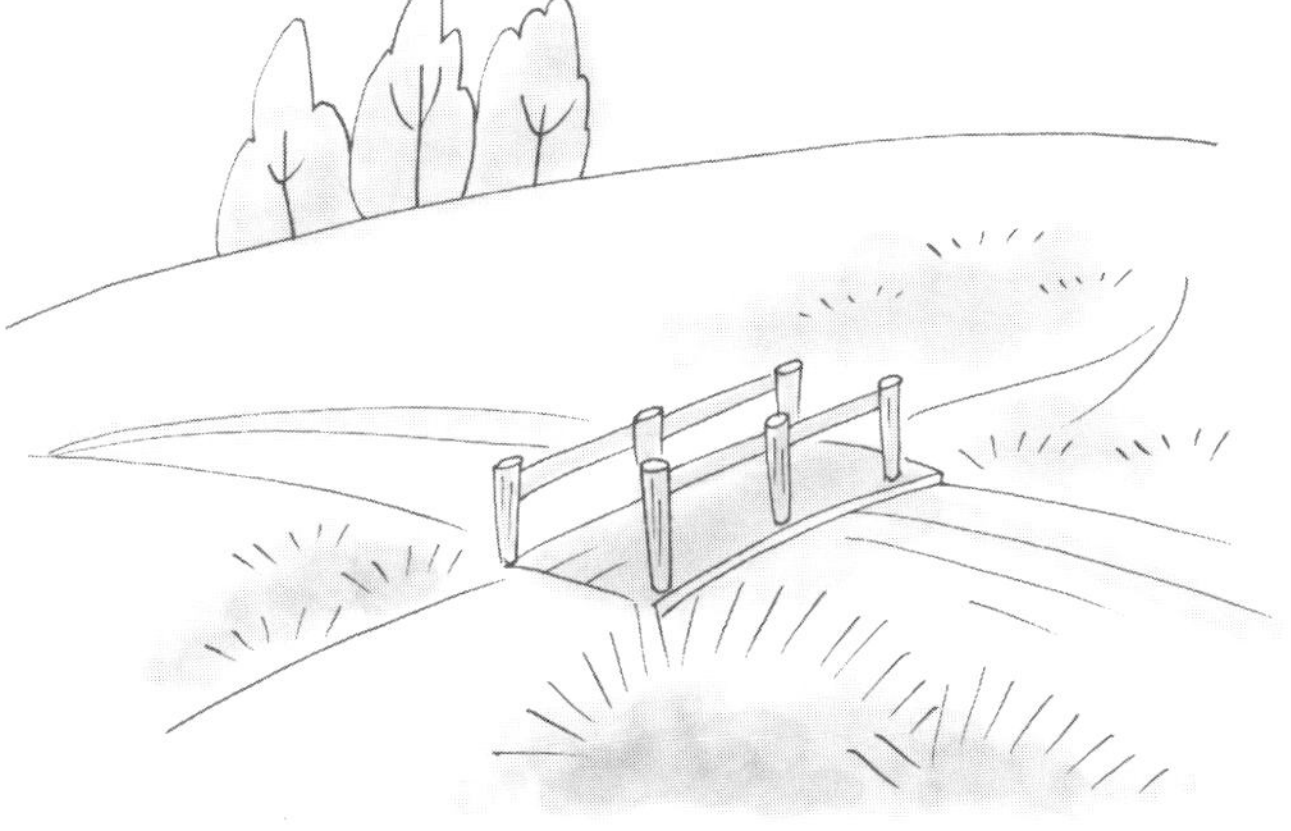

統合失調症に対する正しい知識をもつ

統合失調症とは、どんな病気なのか?

精神分裂病が「統合失調症」という病名に改められてから10年がたちます。「統合」は、自分の精神活動（思考や感情など）の〝まとまり〟を意味し、「失調症」は、それが一時的に変調をきたしている状態を指します。

つまり、統合失調症は、一時的に変調をきたした精神活動が、幻覚や妄想《もうそう》などの症状として現れ、患者さん本人に苦痛や困難が生じている状態といえるでしょう。

統合失調症の精神症状は、脳内で情報伝達を担う神経伝達物質、とくにドーパミン（19ページ）のバランスが失われて生じると考えられています。そういう意味では、統合失調症は脳の病気といえるでしょう。

統合失調症は、発症から治療開始までの期間が短いほど、回復しやすい病気です。早期発見・治療がひじょうに大切であり、このことが病状の経過や回復の見通しを左右する大きな要因となります。

治療においては、脳内の神経伝達物質に作用し、症状を改善させる薬（抗精神病薬）を用いた「薬物療法」（85ページ）が中心となります。現在では「精神療法」（103ページ）、「精神科リハビリテーション」（86ページ）などを組み合わせることによって病状をコントロールし、仕事や学業を続けながら統合失調症とうまくつき合っていけるようになりました。

患者さん本人はもちろん、周囲の人たちも統合失調症に対する正しい知識をもち、治療やサポートを続けていくことがとても重要なのです。

統合失調症は精神疾患の一つ

精神活動には、意識、自我、人格、感情、知覚、意欲、記憶、思考、知能など、さまざまな要素があります。私たちが社会生活を営んでいくうえで、どの精神活動も欠くことのできない重要な要素です。

精神科医療では、精神活動を営むうえでなんらかの〝困難〟が生じ、その困難が症状や行動の変化として現れたとき、それを「心の危機」ととらえます。

心の危機に対して、精神科医療による治療や支援などが必要になるケースが〝精神疾患〟です。

統合失調症では、精神活動に大きな変調がみられます。統合失調症の症状については第2章で詳しくお話ししますが、幻覚や妄想、思考滅《めっ》裂《れっ》など、症状はじつに多彩です。

幻覚のような非日常的な体験が、病気によってもたらされたものだと気づき、自分が病気であるという自覚をもつことを〝病識《びょうしき》〟といいます。「統合失調症の経過」（32ページ）のうち、症状が強く現れる「急性期」には病識を欠くことが多く、自分一人の世界に閉じこもりやすくなります（自閉）。社会生活もうまく営めません。

先ほどもふれたように、統合失調症は発症から治療開始までの期間が短いほど回復しやすい病気です。ですから、本人に統合失調症という病識がなくても、さまざまな症状によって社会生活に支障をきたす場合は、速やかに精神科を受診する、受診させることが重要です。

◆早期発見・早期治療が重要

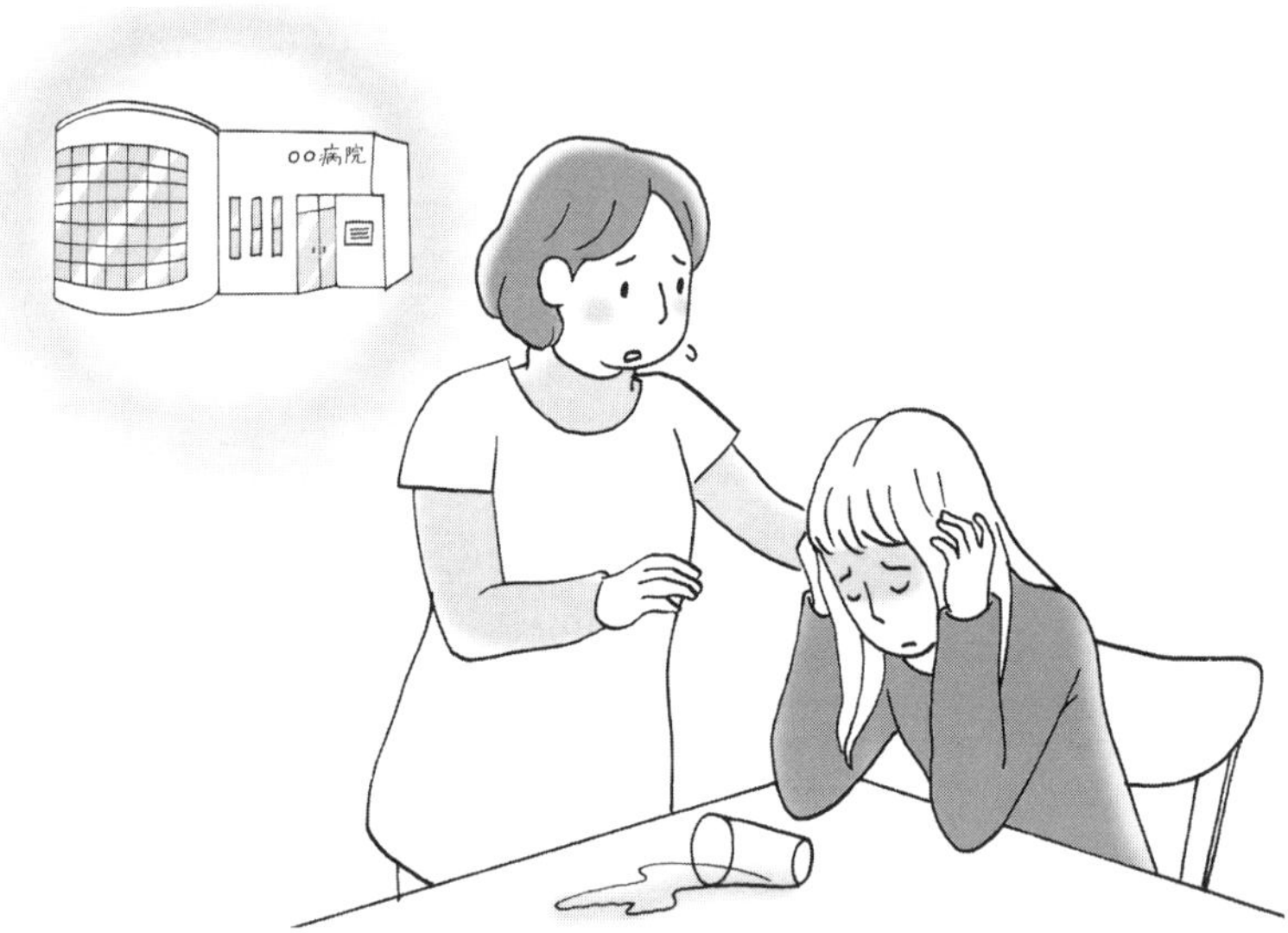

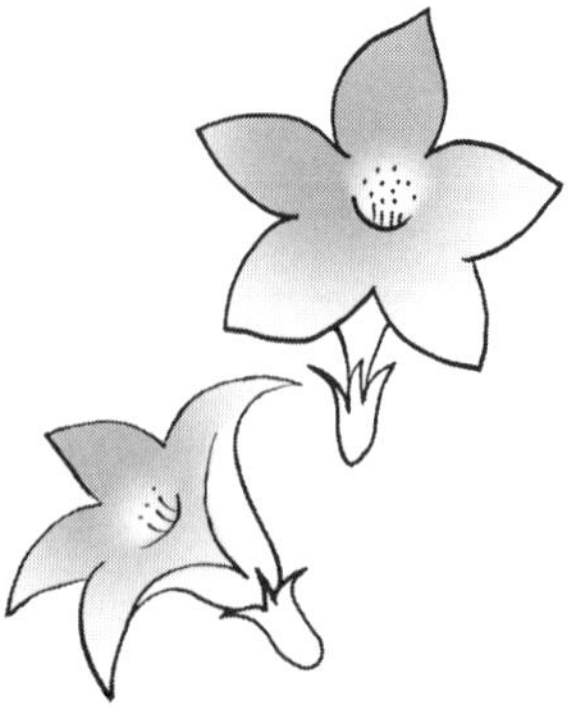

脳内の神経伝達物質と発症とのかかわり

発症原因についてのさまざまな仮説

からだの病気（身体疾患）の多くは、原因や発症に至る過程が明らかにされています。ところが、精神疾患の場合は、身体疾患に比べて発症までの道筋を特定することが、なかなか困難です。

しかし、現在、徐々にですが、統合失調症がどのようにして発症するのかが解明されつつあります。

さまざまな研究の進展によって、発症に関連する可能性のある遺伝子の変異、血液中の特定の物質の変化などがつきとめられています。主な発症の原因（仮説）をみてみましょう。

1 ドーパミン過剰仮説

意識、感情、知覚、意欲、記憶、思考、知能といった精神活動は、脳の神経細胞（ニューロン）のネットワークによって成り立っています。

神経細胞どうしの伝達は、主に「神経伝達物質」と呼ばれる化学物質によって行われています。脳内の神経伝達物質にはいろいろな種類があり、それぞれに働きが異なります。代表的な脳内神経伝達物質を20ページにまとめました。

これらの神経伝達物質のうち、「ドーパミンの過剰によって統合失調症が発症する」というのが「ドーパミン過剰仮説」です。脳内でドーパミンを放出するニューロン（神経細胞）の興奮が、統合失調症で現れる幻覚や妄想といった陽性症状（38ページ）を誘発すると考えられています。

◆代表的な脳内神経伝達物質

ドーパミン	情動（感情の動き）や、認知機能に深いかかわりをもっている
アセチルコリン	知的活動、とくに記憶と大きなかかわりをもつ。アルツハイマー病の人では、脳内のアセチルコリン濃度が低下している
ノルアドレナリン	感情、とくに不安や恐れとかかわりをもつとされている
セロトニン	この神経伝達物質が低下すると、感情、食欲や性欲、睡眠などに変調が現れる
ギャバ	不安とかかわりがあると考えられている

2 ドーパミン以外の脳内物質の過剰・不足仮説

ドーパミン以外にも、グルタミン酸、カルシニューリン、ディスバインディンといった脳内物質の過剰や不足が、統合失調症の発症にかかわっているとする仮説もあります。

●グルタミン酸

記憶や学習などにかかわる神経伝達物質で、過剰になると神経の変性をもたらします。脳内のグルタミン酸の機能低下が、統合失調症にかかわりがあると考える研究者もいます。

●カルシニューリン

カルシウムによって調節される脳内物質で、

情報伝達や免疫にかかわっています。カルシニューリンの働きの低下が、統合失調症の発症に関連しているのではないかという研究成果が報告されています。

●ディスバインディン

シナプス（神経細胞どうしの連結部）に存在するたんぱく質で、グルタミン酸の放出や受け取りにかかわるとされています。

ディスバインディンの遺伝子の減少が、統合失調症の発症に関連するのではないかと考えられ、研究データも発表されています。統合失調症の人の海馬（記憶にかかわる脳の部位）では、減少していることを示す報告もあります。

3 脳の形態の変化仮説

統合失調症の人の一部には、脳室の拡大、側

◆統合失調症の原因仮説

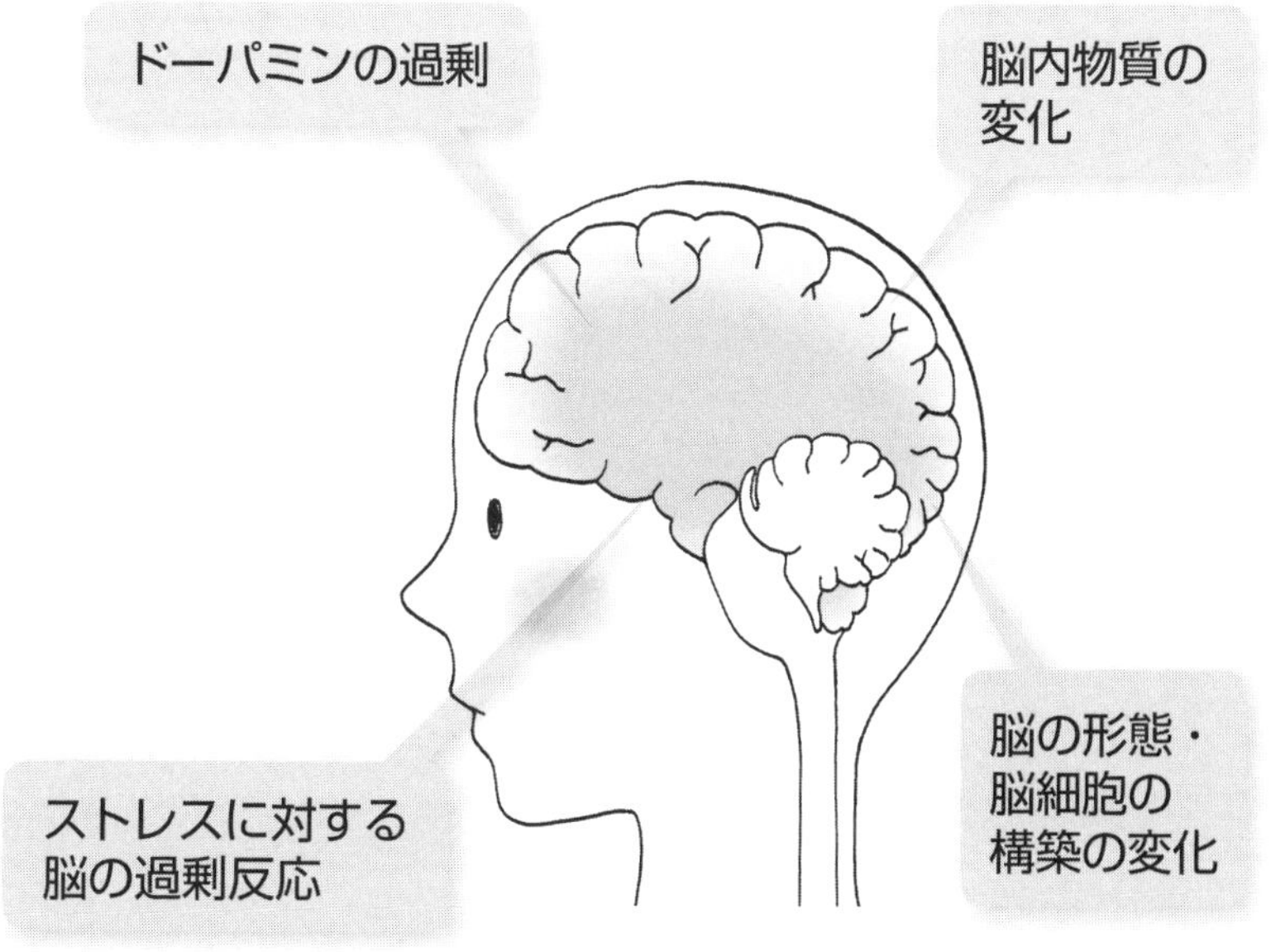

頭内側の縮小、細胞構築の変化など、脳の形態的変化がみられます。

4 ストレス脆弱《ぜいじゃく》性仮説

胎児期に母体が感染症にかかったり、栄養障害などがあった場合や、遺伝的素因をもっている人では、ストレスに対する脳の過敏反応が生じることがあります（ストレス脆弱性）。

統合失調症の遺伝的素因などのストレス脆弱性をもっている人は、統合失調症を発症しやすいと考えられています。実際、統合失調症とストレスとのかかわりは大きく、進学・就職・独立・結婚といった大きな出来事が発症のきっかけになるケースはよくみられます。

＊

1〜4はあくまでも仮説で、決定的な原因はまだ解明されていません。

現在のところ、統合失調症は、脳の変化、それを起こしやすい体質（遺伝的素因）、生活上のさまざまな要因（環境因子）などが複合的に影響し合って発症する疾患と考えられています。

統合失調症は１００人に１人が発症しうる病気

統合失調症は身近な病気!?

「平成23年患者調査」（厚生労働省）によれば、ある一日に統合失調症に加えて、それに近い診断名（統合失調症型障害および妄想性障害など）で国内の医療機関に入院している患者数は17万４１００人にのぼります。通院で受診している患者数は６万６０００人でした。

厚生労働省が推計している統合失調症の総患者数（継続的に医療を受けている人の総数）は、71万３０００人にのぼります。ちなみに、血管性および詳細不明の認知症の総患者数は

◆ 推計入院患者数

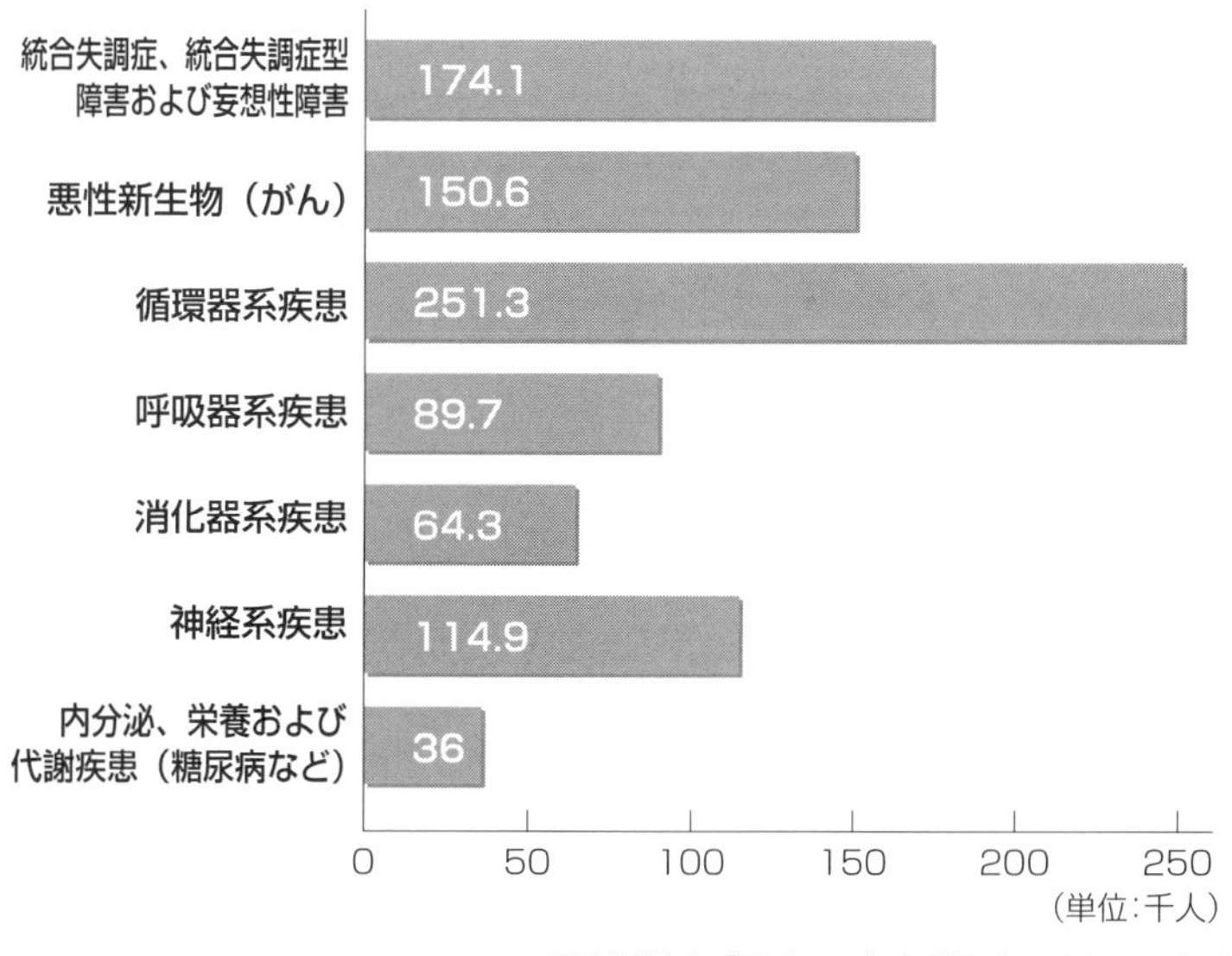

厚生労働省「平成 23 年患者調査」をもとに作成

14万６０００人、アルツハイマー病の総患者数は36万６０００人となっています。

統合失調症を発症していても、医療機関を受診していない人は数多くいると考えられます。そのため、統合失調症の人がどのくらいの数になるのか、正確に把握できていないのが現状ですが、世界各国の報告から、生涯のうちに統合失調症にかかる割合（生涯罹患《りかん》率）はおよそ１％と推定されます。

つまり、統合失調症は１００人に１人が発症する可能性のある、とても〝身近な病気〟なのです。

◆ 推計外来患者数

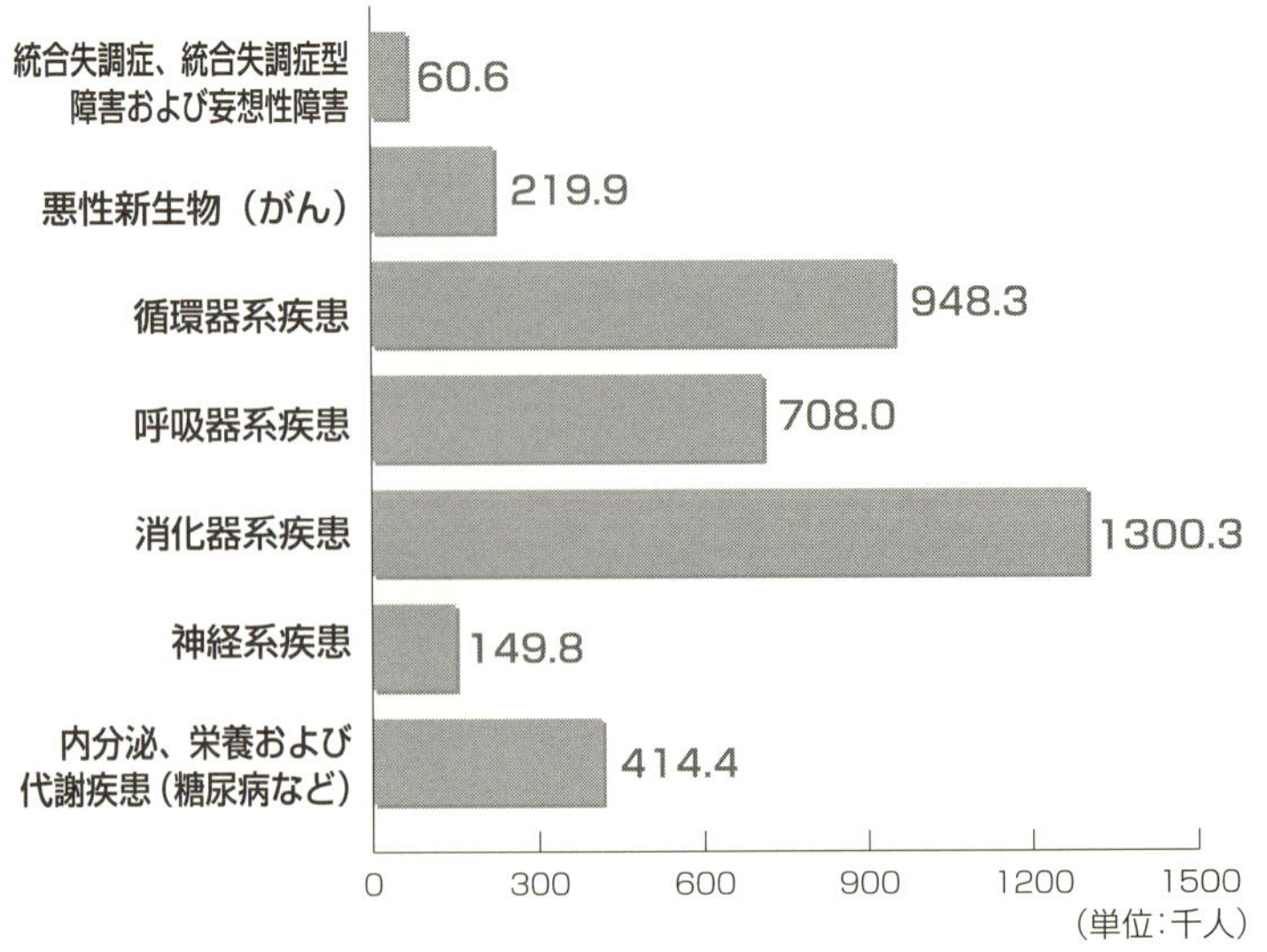

厚生労働省「平成 23 年患者調査」をもとに作成

統合失調症の病型

古典的分類による3つのタイプ

統合失調症は、中心となる症状の種類、発症しやすい年齢、病状の推移などの違いから、「破《は》瓜《か》型（解体型）」「妄想型」「緊張型」という３つのタイプ（病型）に分類されています。

破瓜型（解体型）

主に10歳代前半～20歳くらいにかけて、成績の低下、不登校、引きこもりなど、日常的な変化をきっかけに気づくことが多く、もっとも慢性に推移しやすい統合失調症のタイプです。

症状としては、幻覚や妄想、興奮などの陽性

◆破瓜型

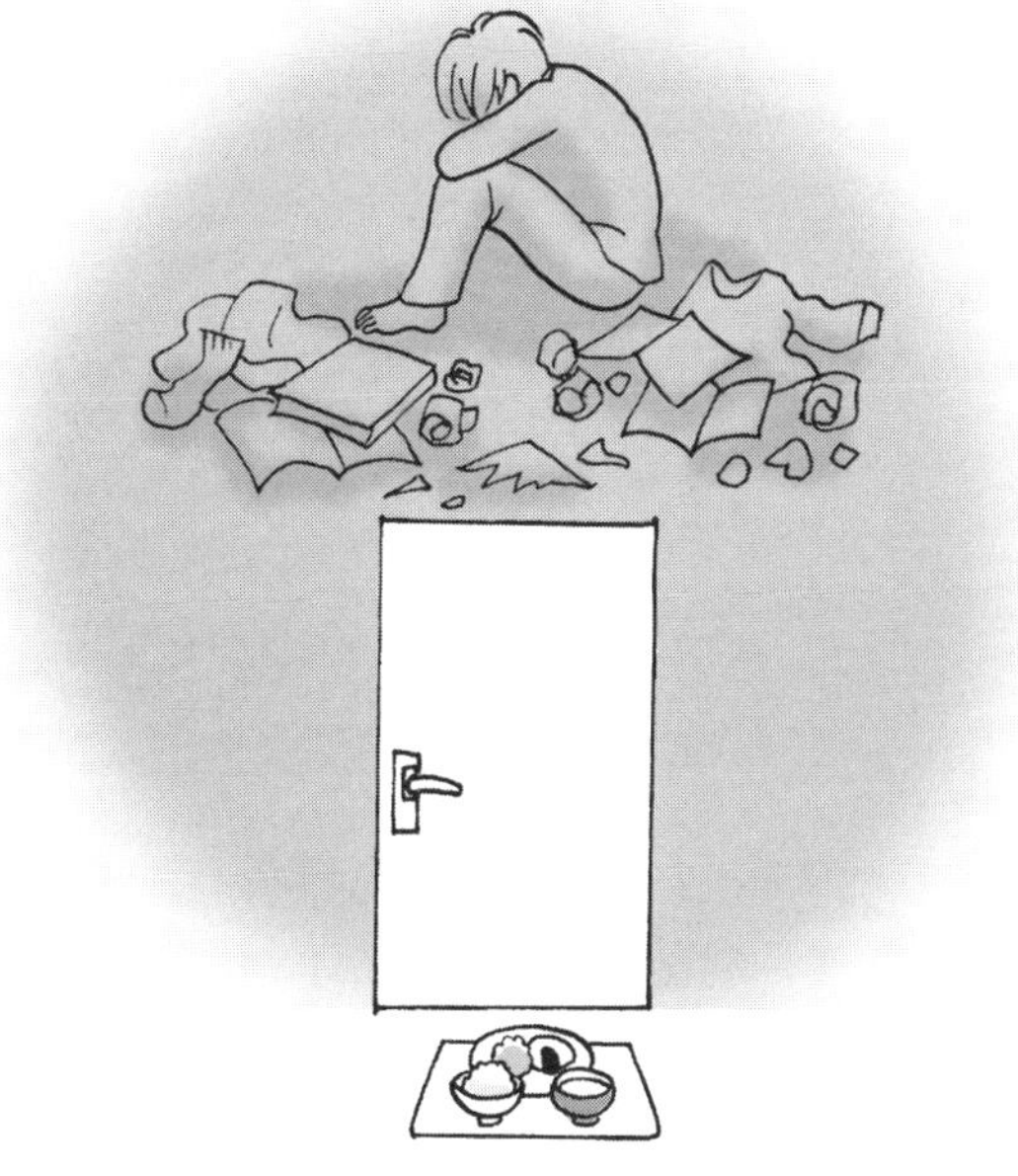

症状（38ページ）が目立つこともあります。

また、感情の平板化、感覚鈍麻《どんま》、無気力などの陰性症状（39ページ）が続くと、思考に脈絡がなくなり、実生活に則した行動や感情がみられなくなります。その結果、他者とのかかわりを避けて閉じこもる「自閉」や、進んで物事をすることがなくなる「無為」が顕著になります。対人コミュニケーションに困難が生じ、昼夜が逆転した生活などによって日常生活のリズムが大きく乱れます。

この病型は、ドイツの精神科医ヘッカーが1871年に提唱したもので、現在は「解体型」とも呼ばれています。

●**妄想型**

主に20歳代～30歳代に多く、幻覚や妄想が現れて発症するタイプで、幻聴を伴うケースが多

◆ **妄想型**

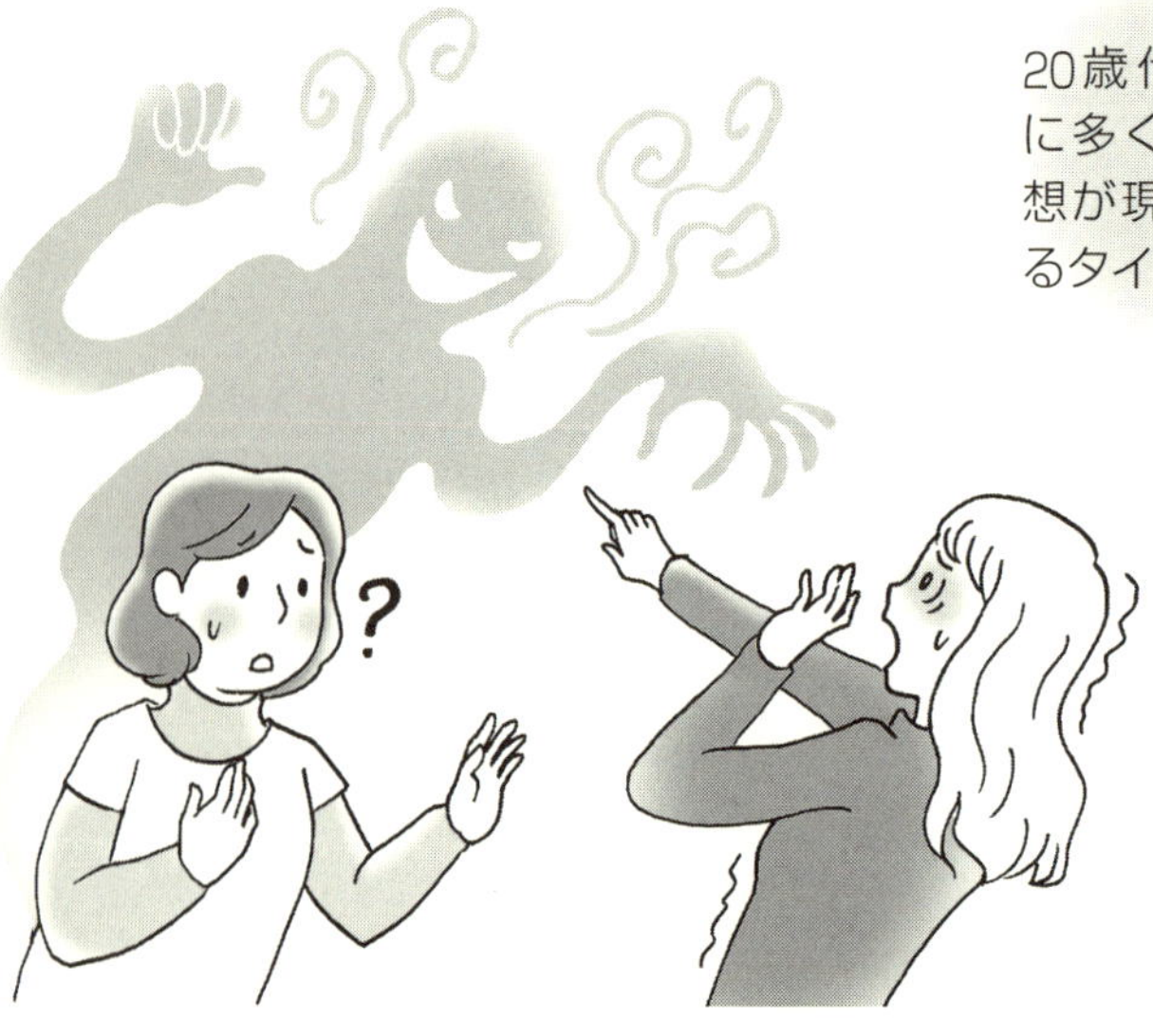

20歳代～30歳代に多く、幻覚や妄想が現れて発生するタイプ

くみられます。

統合失調症の類似疾患として、妄想などの症状があっても社会機能の低下は目立たない「妄想性障害」（コラム参照）があります。この２つの疾患は、治療方法が違うため鑑別が重要になってきます。

●緊張型

主に20歳前後に発症し、興奮と昏迷《こんめい》を繰り返すタイプです。ドイツの精神科医カールバウムが、１８７４年に緊張病という病名で提唱したものです。緊張型では、次のような症状を伴います。

拒絶症：外界（他者や環境など）からの働きかけを反射的に拒絶します。

命令自動：外界からの指示をそのまま受け入れます。

反響症状：他人の言葉や動作、表情などを無意識のうちに反復します。

常同症：同じ姿勢や動作、言葉などをなんの意味も目的もなく反復します。

カタレプシー：人からの指示でとらされた姿勢を保ち続け、自分からはもとに戻そうとしません。

◆緊張型

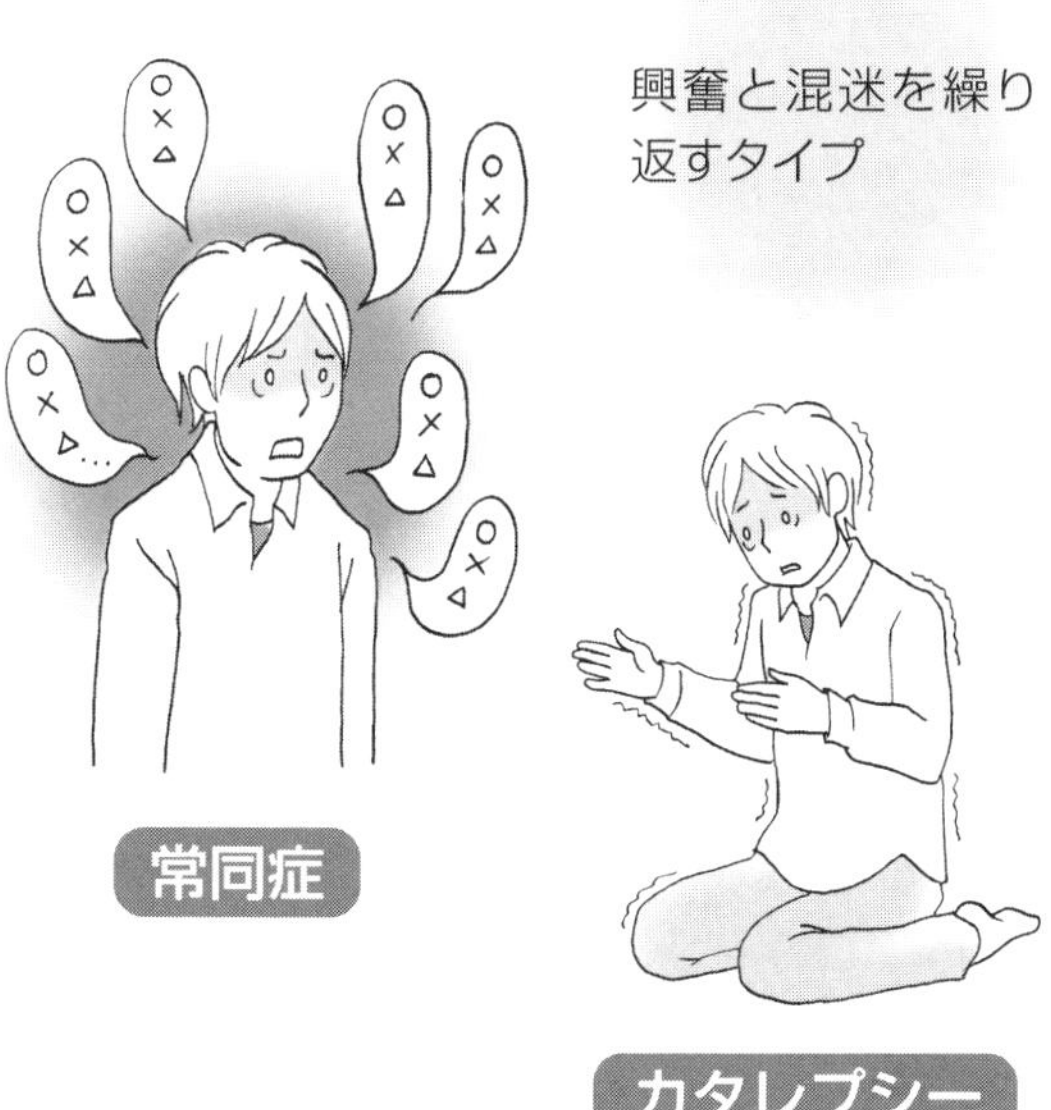
興奮と混迷を繰り返すタイプ
○×△
常同症
カタレプシー

Column

妄想性障害

症状としては、慢性的な妄想があります。ただし、日常生活をきちんと送っていて、社会生活の能力には大きな低下がみられないケースを妄想性障害としています。

代表的なものとして、「パラノイア」と「パラフレニー」があります。

●パラノイア

パラノイアには、解釈妄想病と復権妄想病という２つのタイプがあります。

解釈妄想病は、出来事、記憶、不調などを自分に結びつけ、妄想的に解釈するタイプです。

復権妄想病は、特定の支配観念にとらわれてしまい、ありもしない損害の補償を求めて乱暴な行動に出るようなタイプです。

パラノイアは、自分が不当に扱われ、自分にあるはずの当然の権利を損なわれたと確信するような侵害妄想が症状の中心となります。

●パラフレニー

ドイツの精神科医クレペリンが、1899 年に唱えた妄想性障害です。幻覚が著しい「系統型」、誇大妄想をもつ「誇大型」、つくり話を生じる「作話型」、変化しやすい空想的な妄想をする「妄想型」の４つのタイプがあります。いずれのタイプも感情や意欲のトラブルはあまり目立ちません。

統合失調症は思春期から青年期に発症しやすい

複数の素因や環境因子などが絡み合って発症

統合失調症のタイプに続いて、好発年齢と発症する要因などについてみていきましょう。

統合失調症は、主に〝思春期から青年期にかけて発症する〟病気です。小児期での発症、あるいは老年期での発症もみられますが、発症のピークは10歳代後半～20歳代です。

破瓜《はか》型（25ページ）よりも妄想型（26ページ）のほうが、発症年齢が遅い傾向がみられ、30歳代～40歳代での発症も目立ちます。

次に、統合失調症を発症する要因（危険因子）ですが、思春期から青年期に体験するさまざまな心理的・社会的危機のどれもが危険因子となりえます。

ここで、さまざまな疫学調査をもとに厚生労働省などがまとめた発症にかかわるさまざまな要因をみていきましょう。

●年齢

思春期から青年期での発症が多く、10歳以下で発症するケースは1％未満とされます。

●性差

男女別での発症率では、男性のほうが女性より1・4倍ほど高いという報告があります。一方で、男女差はないという報告もあり、現在では、発病率は男女でほとんど差異はないと考えられています。

●誕生した季節や地域による差異

冬に生まれた人のほうが、ほかの季節に生まれた人よりも発症率が高いという研究報告があります。一般的に高緯度の地域ほど、統合失調症発症に対する影響が強いとされます。

●妊娠出生合併症／産科的合併症

統合失調症の人は、胎生期に母体がなんらかの中毒や感染症にかかった、あるいは難産だった割合が高いといわれています。

●薬物などの乱用

飲酒、喫煙、ドラッグなどは、精神活動へ悪影響を与える要因となります。

●遺伝的素因

遺伝的素因とは、ある病気になりやすい体質のことで、病気が遺伝するという意味ではありません。統合失調症では、発症に関連する遺伝子が報告されています（178ページ）が、関連の程度は研究者の間でもまちまちで、確定的な遺伝子はまだ見つかっていません。また、遺伝的な影響は限定的で、たとえＤＮＡがまったく同じ一卵性双生児の場合、一人が発症したケースでもう一人が発症する割合は50％程度とされています。

●精神的ストレス

人はいくつもの重要な出来事を乗り越えながら成長していきますが、そのときに受ける精神的ストレスが統合失調症を発症する大きな要因になります。たとえ、大学に合格した、会社で昇進したといった喜ばしい出来事であったとしても、そのことをきっかけに統合失調症を発症するケースがあるのです。

◆統合失調症を発症する危険因子

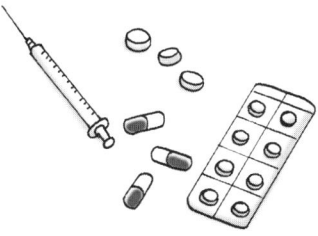

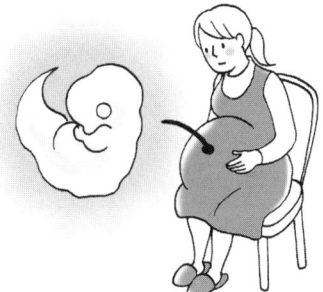

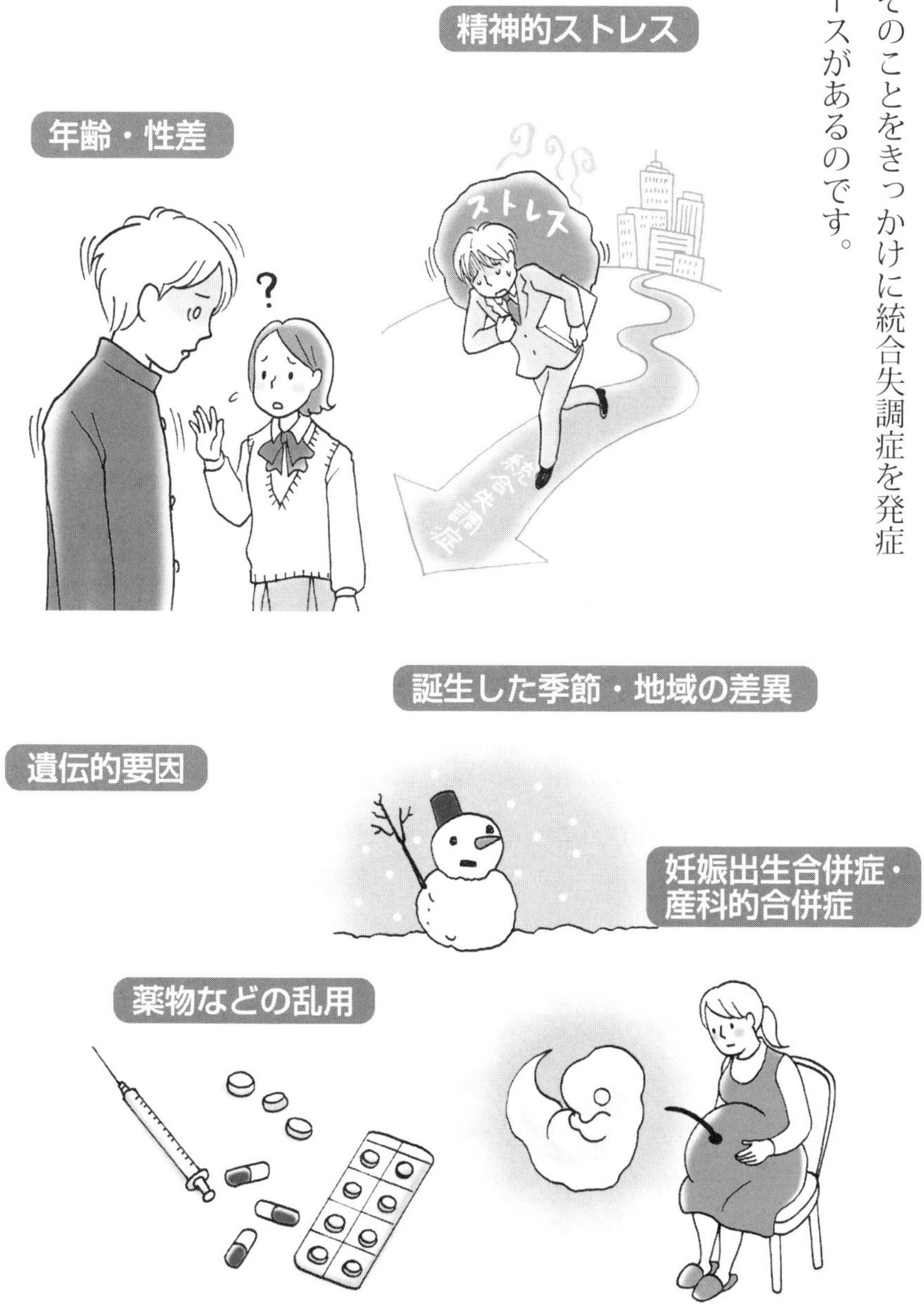

統合失調症の経過は4期に分けられる

統合失調症の経過と特徴

統合失調症の病状は、どのような経過をたどるのでしょうか。

統合失調症の経過（病期）は「前駆期《ぜんくき》」「急性期」「休息期（消耗期）」「回復期（安定期）」に分けられます。もちろん、すべての患者さんが同じ経過をたどるわけではありませんが、通常、適切な治療を受けていれば、これら4つの病期を経てゆっくりと回復に向かっていきます。

それぞれの病期の特徴をみていきましょう。

前駆期

幻覚や妄想など、統合失調症に特徴的な陽性症状（38ページ）が現れる前の、前兆のような変化がみられる時期です。

出現する症状はさまざまです。精神症状としては、不安やあせり、物音や光に敏感に反応する感覚過敏、集中力の低下、意欲の減退、抑うつ気分、緊張などがあります。身体症状としては、不眠、食欲不振、頭重などが目立ちます。

ここに記載された症状があったからといっても、実際に統合失調症に移行する割合は2割程度とされています。また、これらの症状は、うつ病や不安障害などでも現れます。

◆統合失調症の経過と各病期の特徴

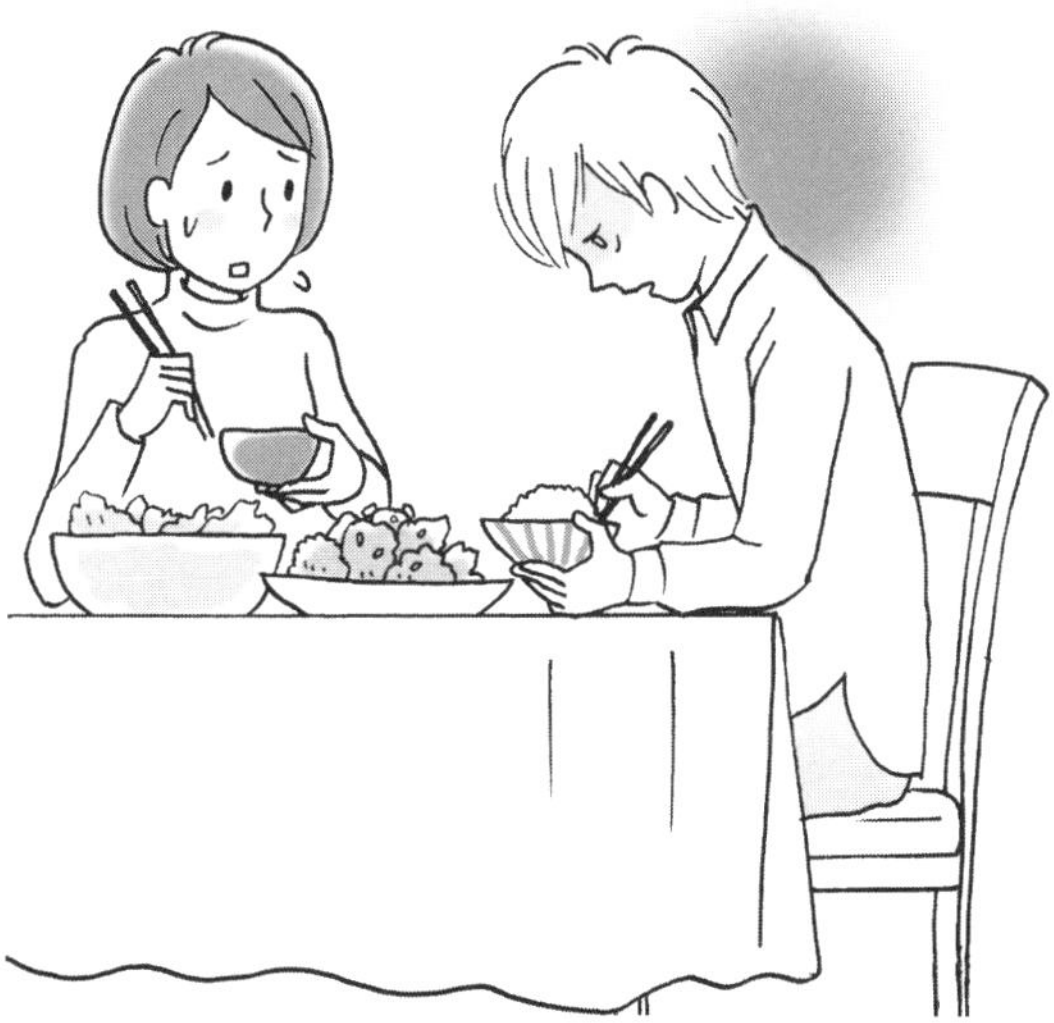

前駆期

統合失調症の前兆のようなものがみられる時期。不安やあせり、抑うつ気分などの精神症状、食欲不振、不眠などの身体症状など、症状はさまざまで、統合失調症に移行するのは２割程度といわれている

急性期

幻覚や幻聴、妄想などの陽性症状が現れる時期。自分が統合失調症であるという自覚に欠けることが多い

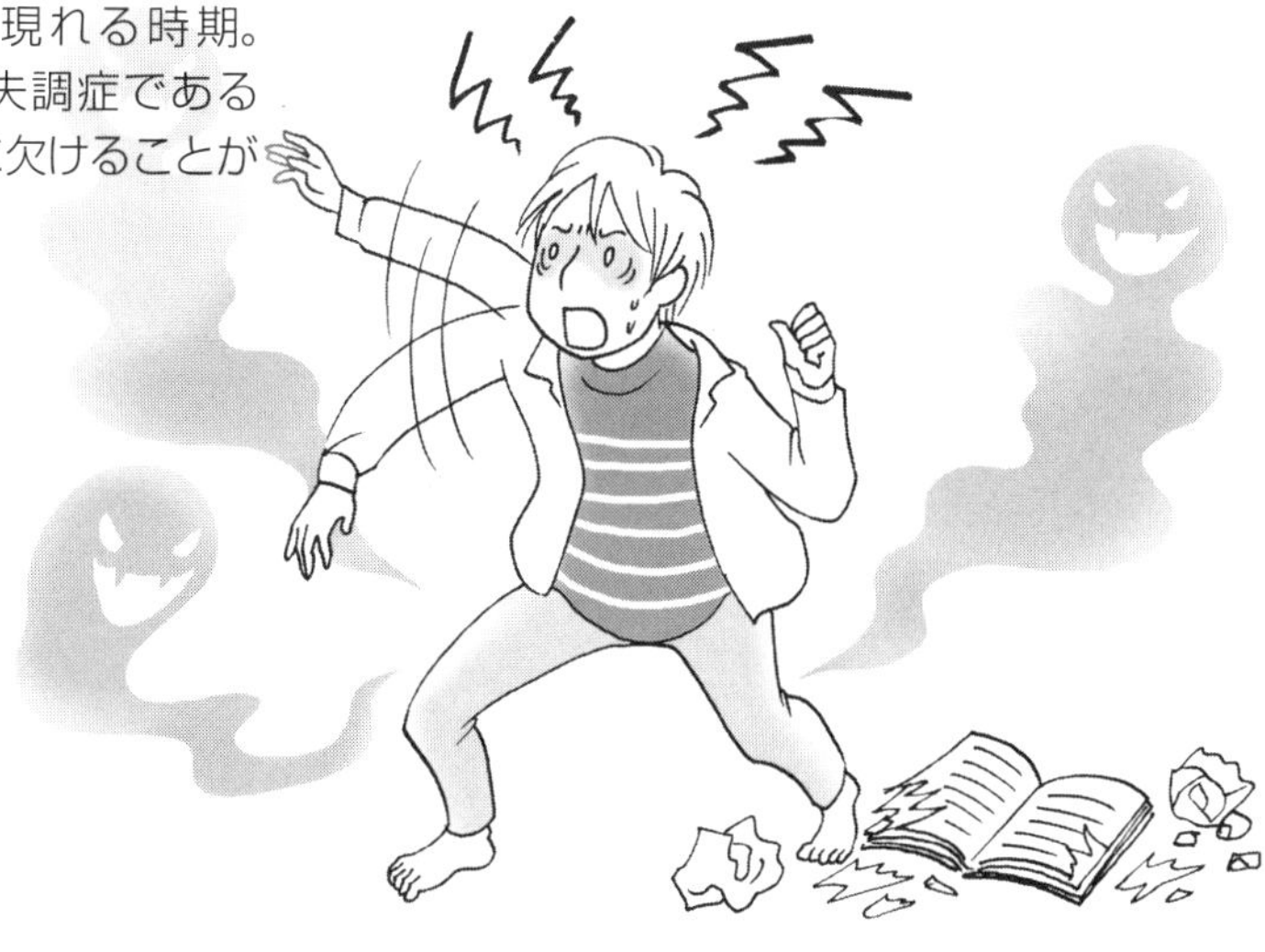

●急性期

幻覚（41ページ）や妄想（45ページ）、興奮といった陽性症状が著しくなってくる段階です。強い陽性症状が1～2カ月ほど続きます。幻聴や被害妄想が現れると、不安や恐怖、緊張感、過敏性、切迫感、疑い深さなどが強まります。

このとき、脳内ではドーパミンが過剰に放出されて〝過覚醒《かくせい》〟の状態となり、日常生活での行動にも大きな影響を及ぼします。

過覚醒とは、交感神経が昂った状態を指します。睡眠や食事のリズムが崩れて昼夜が逆転したり、周囲とのかかわりがギクシャクしたり、社会との折り合いがうまく図れなくなったりして、家庭生活や社会生活に支障をきたす場合が少なくありません。急性期は、病識（病気の自覚）を欠くケースが多いため、自傷・他害の危険性が高い場合は入院治療も考慮されます。

●休息期（消耗期）

陽性症状が強く現れる急性期が過ぎると、徐々に陰性症状（39ページ）が著しくなってきます。この時期が休息期です。

少しずつ現実感を取り戻してきます。ただ、感情の起伏が少なくなり、思考力や集中力、判断力、意欲などが低下します。また、倦怠《けんたい》感や不安感、焦燥《しょうそう》感などの自覚症状が現れます。

この時期は、急性期に消耗した心身を休める、いわば充電期間といえるので、十分な休息が重要になります。たっぷりと眠ることによってエネルギーを蓄えると同時に、薬物療法の継続が大切です。

●回復期（安定期）

少しずつなだらかに安定感を取り戻していく

休息期

急性期が過ぎて少しずつ現実感が戻ってくる時期。ただ、感情の起伏が少なくなる、思考力や判断力が低下するなど、陰性症状が現れてくる

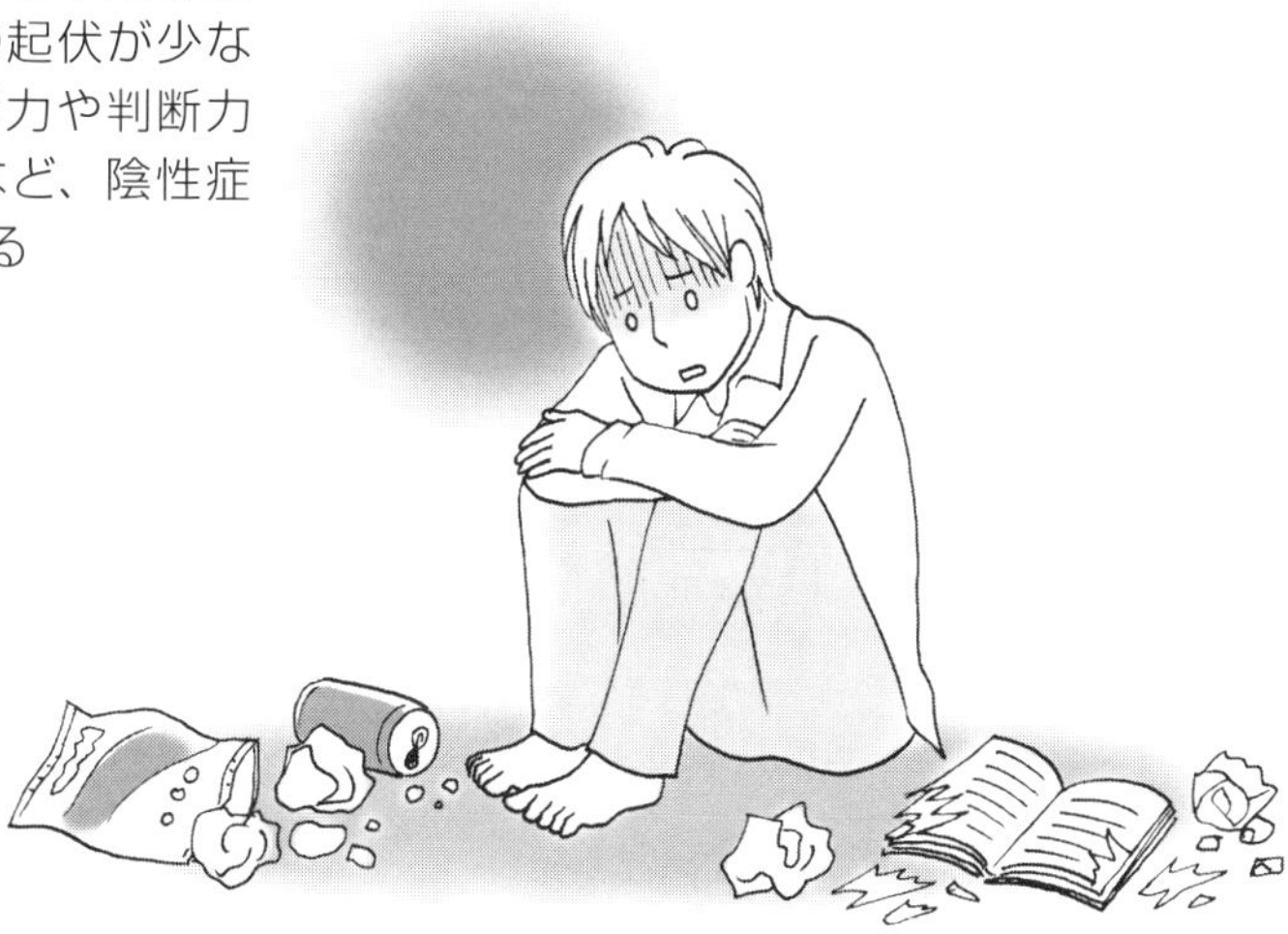

回復期

ゆっくりと安定感が出てくる時期。陰性症状や認知機能障害が現れやすいので治療を継続しながら、精神科リハビリテーションやデイケアなどで社会復帰を目指す

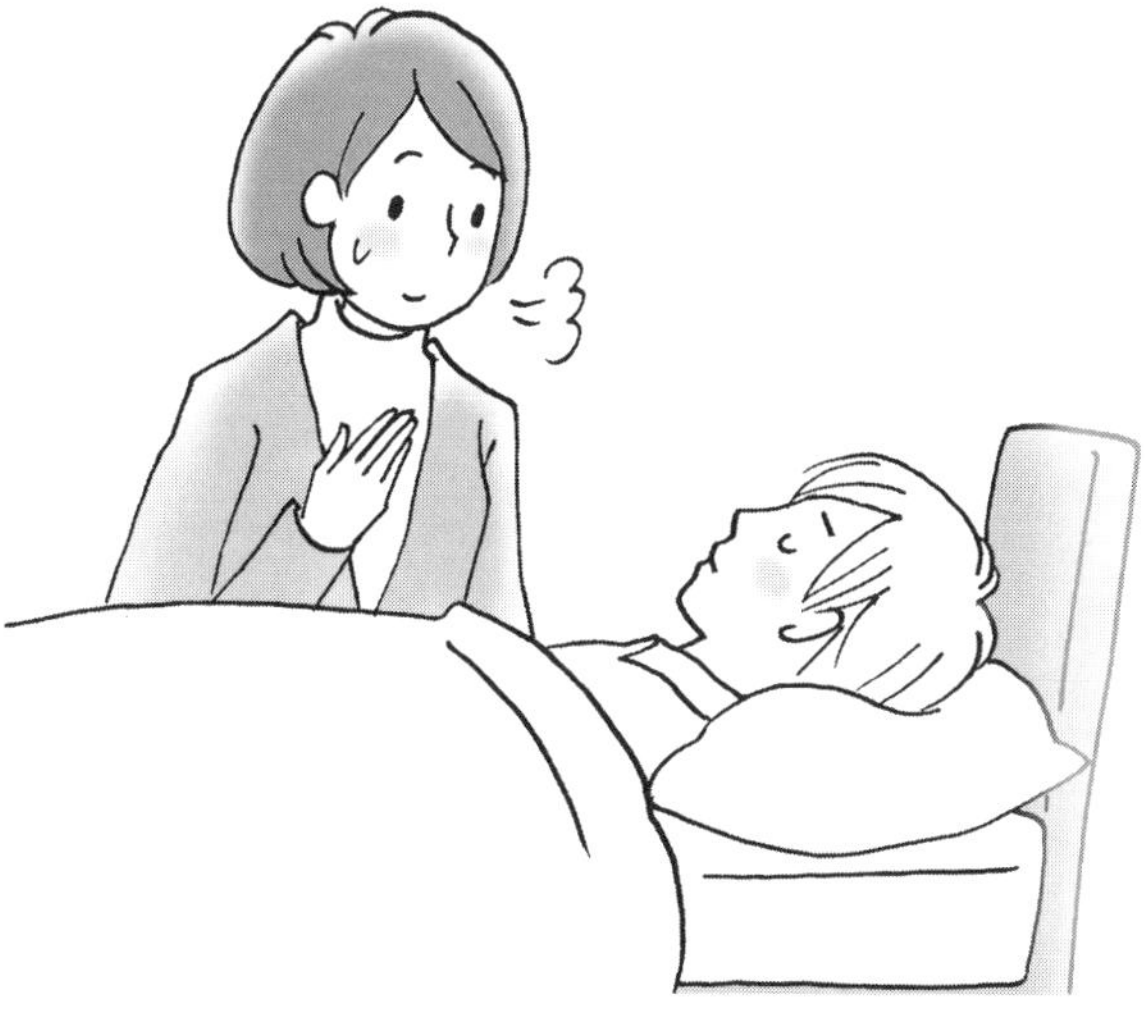

時期です。しかし、陰性症状、認知機能障害（39ページ）が現れやすいので、社会復帰を図っていくためには治療の継続が必要です。

安定期は、リハビリテーション（86ページ）やデイケア（149ページ）、作業所（168ページ）などへ参加できるようになる時期でもあります。

再発を繰り返すと慢性化の危険性が

統合失調症を発症しても、適切な治療によっておよそ半数が発症前の状態まで回復するとされます。その一方で、発症前の状態までは回復せず、意欲の低下などが続いてしまう「残《ざん》遺《い》状《じょう》態《たい》」となるケースもみられます。

また、一度は回復しても、大きなストレスや治療の中断などによって再発することもあります。再発すると、不眠や集中力の低下などの前駆症状から始まり、急性期から回復期へと移行します。

再発を繰り返すと、病気が慢性化する危険性が高まります。慢性化することによって大脳白質（神経線維の束）の萎縮が進行するケースもみられます。その結果、認知機能障害が強くなり、社会適応能力が著しく低下していきます。

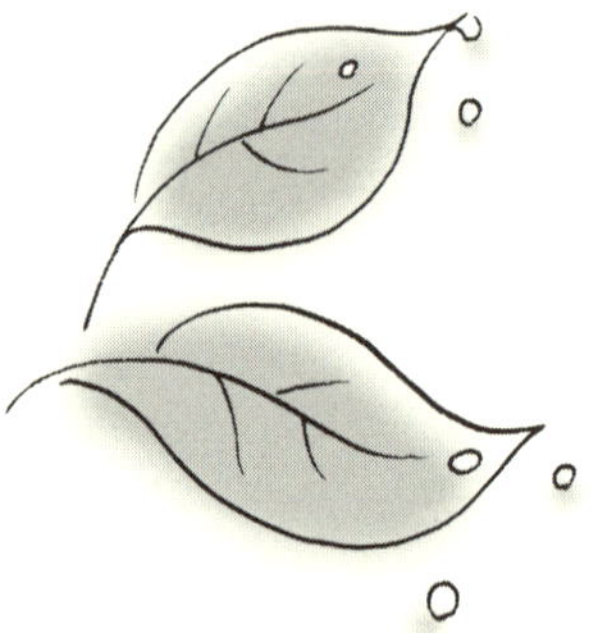

第2章 統合失調症が招くさまざまな症状

統合失調症は、
とても多彩な精神症状を呈します。
この章では、発症によって顕在化《けんざいか》する
さまざまな症状をみていきましょう。

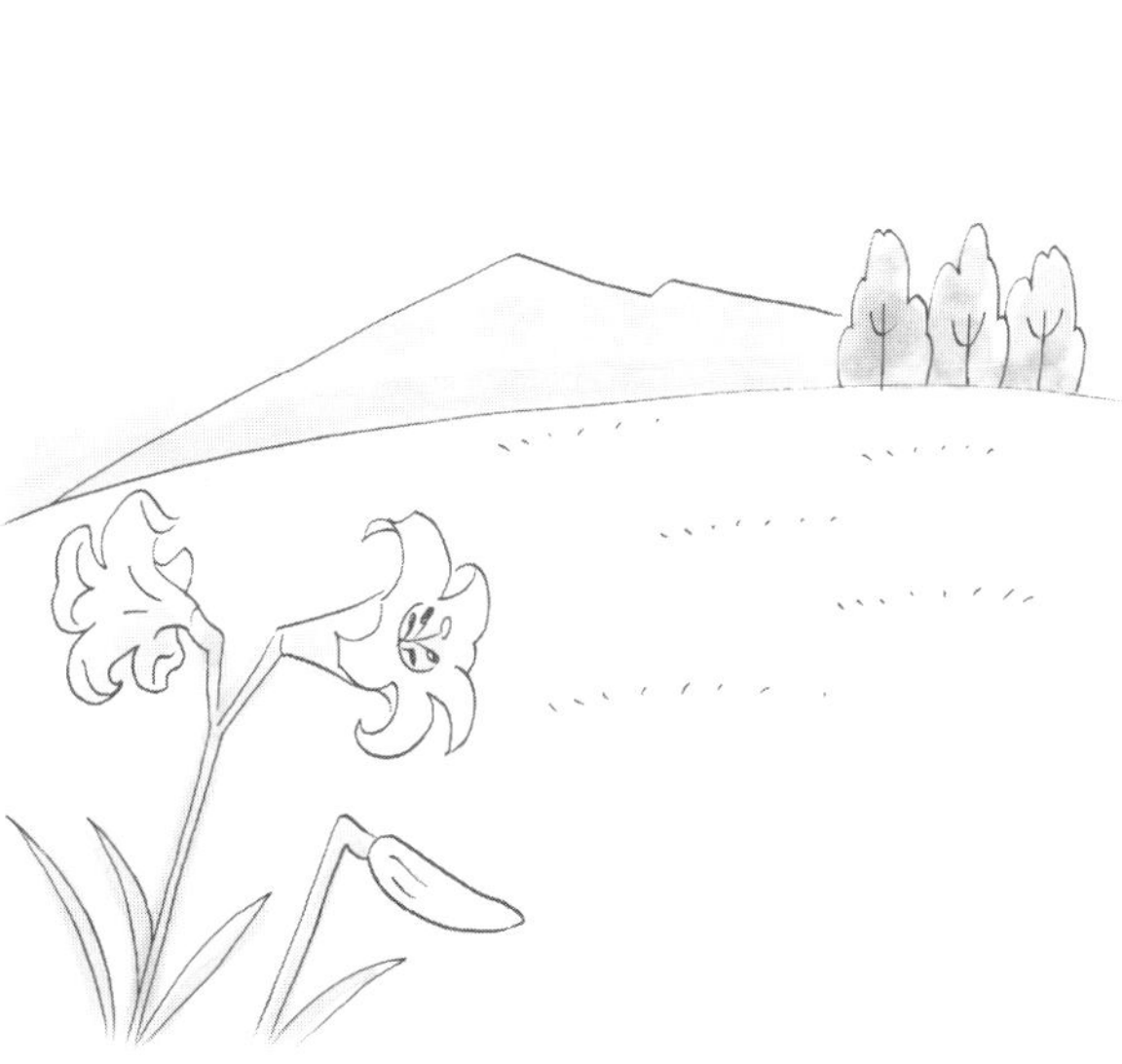

統合失調症が招く3つの特徴的な症状

統合失調症の基本症状

統合失調症の症状は実にさまざまです。症状の多様性が、統合失調症への理解を困難にしている要因の一つともいえます。

統合失調症の特徴的な症状は、大きく「陽性症状」「陰性症状」「認知機能障害」という3つの症候群（症状のグループ）に分類することができます。それぞれの特徴をみていきましょう。

●陽性症状

今までにはみられなかった精神状態が出現するという意味から「陽性」と呼ばれます。陽性症状は、〝急性期〟に現れる中心的な症状です。

もっとも典型的な症状は、「幻覚（とくに自分を非難するような幻聴）」や「妄想（とくに被害妄想）」です。これらの症状は、脳の活動が過剰になった結果生じたものです。急性期には、興奮や昏迷などもよくみられます。

ほかには、奇異な行動、他人に自分の言動を支配されていると思い込む自我障害（51ページ）、支離滅裂な会話や的外れな会話、攻撃的な行動なども陽性症状です。

これらの症状は、すべての人に現れるわけではありません。また、人によって現れ方や程度は違います。さらに、被害妄想が目立つケース、幻聴が強いケースなど、どのような症状が現れやすいかは人それぞれです。

●陰性症状

通常の精神活動が失われるという意味から「陰性」と呼ばれます。精神活動を支えるためのエネルギーが枯渇《こかつ》したような状態です。

特徴的な症状としては、感情の平板化、思考内容の減少、意欲や自発性の低下、何もしようとしない無為、引きこもりなどがあります。

統合失調症の人では、現実世界（社会）とふれ合おうとせず、孤立して、自分一人の世界に閉じこもりがちな傾向になります。情緒は不安定で、ちょっとしたことが興奮の引き金となるケースもあります。

慢性化した統合失調症では、陰性症状が重症化するケースも多く、薬物療法の効果はあまり期待できません。精神科リハビリテーション（86ページ）、精神療法（103ページ）など社会的心理的治療の継続、そして、周囲の人たちのサポートが重要になってきます。

●認知機能障害

認知機能は、脳の働きの一つです。具体的には、脳が物事を認識する機能（知能を含む）を指します。知能というのは、思考を働かせ、新しい課題を解決していく能力で、記憶や知識、思考力・判断力・問題解決能力・実行能力などの総合的な力です。

高齢化によってますます増加する認知症は、脳の病気によって認知機能が損なわれた状態です。認知症を発症すると記憶と認知の持続的な低下を招き、社会生活にさまざまな支障をきたすようになります。この認知症と似たような状況が、統合失調症でも引き起こされるのです。

認知機能障害は、陽性症状や陰性症状よりも社会適応に対する影響が強く、認知機能障害を改善することが、社会適応の改善につながるといわれています。

◆統合失調症の3大症候群

陽性症状

急性期に現れ、典型的な症状は幻覚、妄想。症状の現れ方や程度は人によってさまざまである

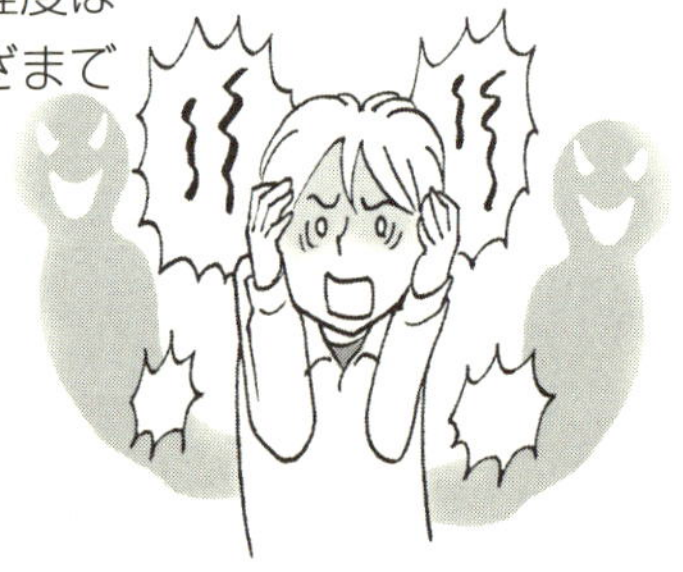

陰性症状

急性期を過ぎ休息期に入ると現れ、感情の起伏が少なくなる、思考力や集中力が低下する

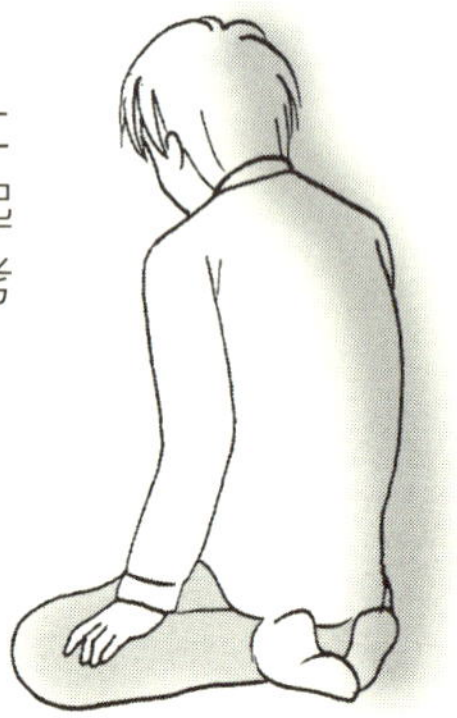

認知機能障害

少しずつ安定感を取り戻してくる安定期に現れやすい。記憶力や思考力などの認知機能が低下する

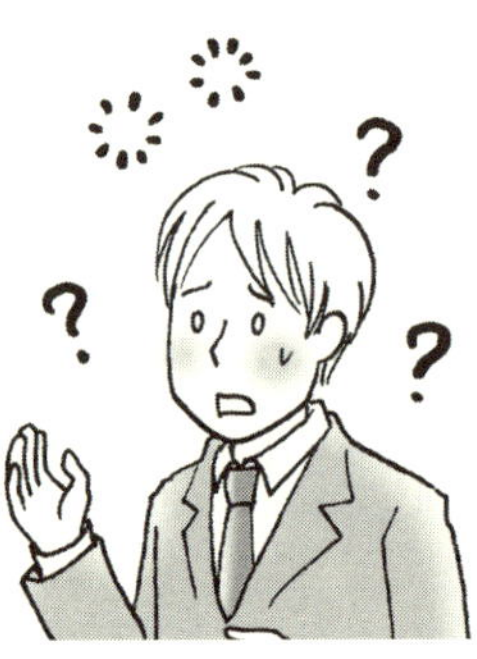

陽性症状について

幻覚は感覚面に現れる変化の一つ

統合失調症に特徴的な３つの症状を詳しくみていきましょう。

陽性症状としてまず挙げられるのが幻覚です。幻覚は、感覚面の変化の一つです。

私たちは、感覚器（目、耳、鼻、舌、皮膚など）からの刺激（情報）を通して、外界（他者や外部環境など）や、自分自身を認識します（知覚）。このように、感覚器を通して得られたさまざまな情報があって初めて、私たちはいろいろなことを感じたり、考えたり、行動したりするのです。

ところが、統合失調症になると、感覚器への刺激がないにもかかわらず、知覚が動き出してしまうケースがあります。それが幻覚です。五感（視覚、聴覚、嗅覚、味覚、触覚）に対応する形で、幻覚には幻視、幻聴、幻味、幻嗅、幻触があります。

●幻視

現実にはないものが見えることです。そのなかでも、自分の姿が見えるケースを〝自己像幻視〟といいます。

●幻聴

統合失調症の人に多くみられる幻聴として

は、聞こえるはずのない人の声が聞こえる言語幻聴（幻声）があります。

●**幻味・幻嗅**

幻味・幻嗅では不快な味やにおいを感じることが多く、毒を入れられたと思い込む被毒妄想に結びつきやすいという特徴があります。

●**幻触**

からだの表面の触覚領域に生じるのが幻触です。皮膚寄生虫妄想（皮膚の異常体感と、体内に寄生虫がいるという妄想を慢性的に抱く）などでよくみられる症状です。

幻聴は統合失調症の代表的な症状

すでに述べたように幻覚は、感覚器が刺激を受けていないのに生じる知覚です。現実には存

◆感覚面で現れる主な症状

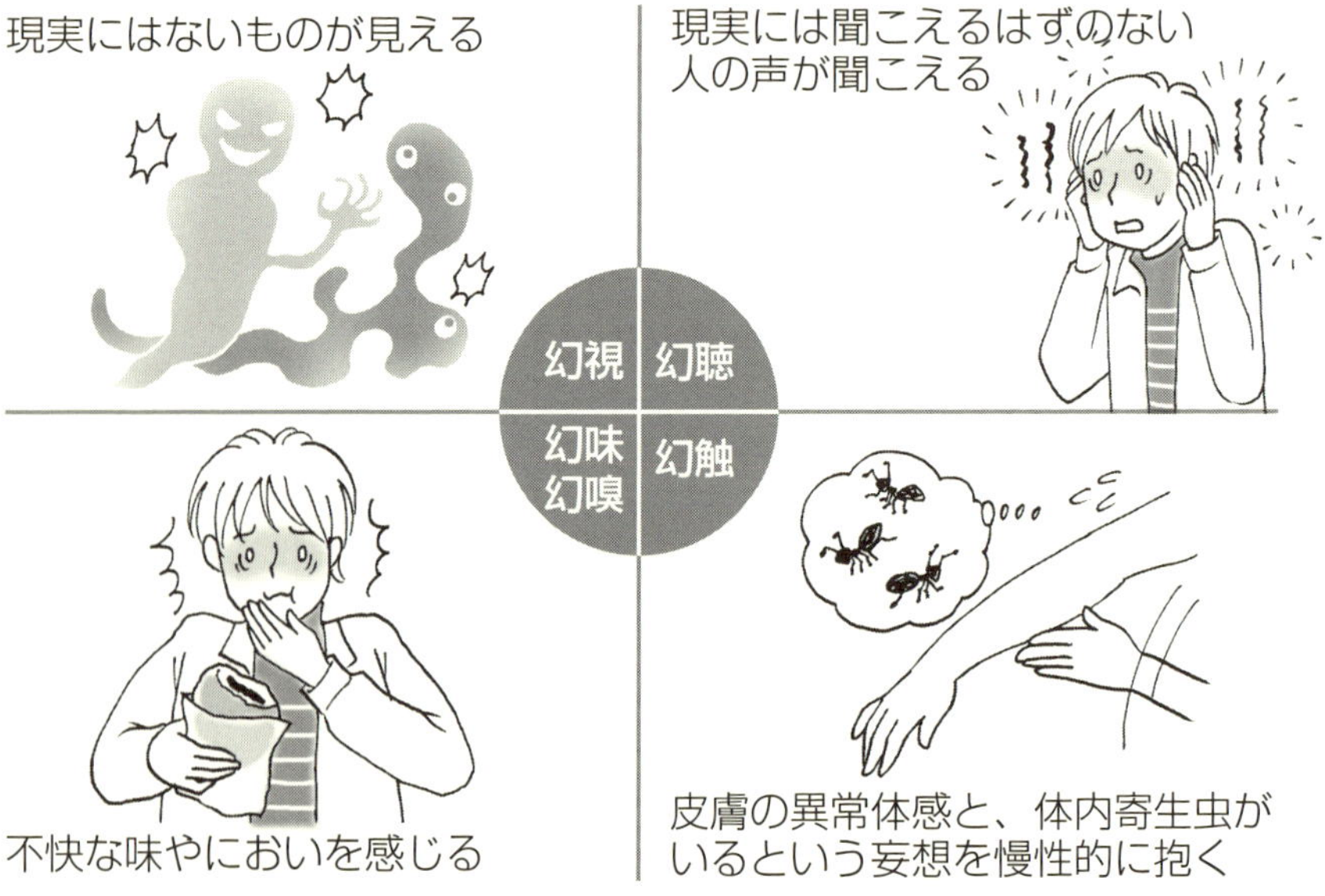

在しない対象が、感覚として感じられてしまうのです。

そのなかで、実在しない人の話し声がはっきり聞こえる言語幻聴（幻声）は、統合失調症の症状として非常に多くみられます。

誰もいないのに話し声が聞こえてきて、その声に対して話しかけたり、受け答えする場合もあります。

聞こえてくる話の内容は、非難や叱責《しっせき》、悪口、からかい、罵倒《ばとう》、命令、禁止といった不快で苦痛が伴うものや、行動の指図などが多いようです。また、複数の人が、自分について話している声が聞こえる対話性幻聴もみられます。

幻聴を体験している本人は、それらが本当に聞こえていると確信しているので、聞こえてくる声（幻声）に本気で応答します。ときには理由なく笑ったり、独り言を言ったりもします。

そもそも実在していない声に応答しているのですから、はた目には空笑いや独り言にしか見えません。

幻聴が聞こえてくる苦しみはなかなか理解してもらえず、周囲の人から奇妙な目で見られるケースが多いのです。

まれにですが、幻声の内容が賞賛や教訓、約束などということもあります。また、お告げのような内容もみられます。

統合失調症が長期化してくると、幻聴に対する苦痛はやわらいできて、自閉的な生活のなかで幻声が唯一の話し相手になるケースもあります。患者さんが幻声に親しんでいるといった状況も決して少なくありません。

幻聴はどのように聞こえるのか？

幻聴の聞こえ方はいろいろです。多くは両耳から、ふつうの会話とまったく区別がつかない状態で聞こえているようです。

幻声の鮮明度は、病状が重いときほど高いといえます。つまり、激しい症状が現れる急性期の幻聴は、実在の会話と変わらずはっきりと聞こえるのです。

また、病状が重い時期の幻聴には、幻声に強く支配されて抵抗しきれず、その支配力に従ってしまうこともあります。

たとえば、「死ね」という幻声が強制力をもつと、自殺へ走るといったケースもみられます。もし「殺される」という声にとらわれると、

◆病状が重いほど高い幻声の鮮明度

急性期には、幻声に支配されて幻声の命ずるままに行動してしまうことがある

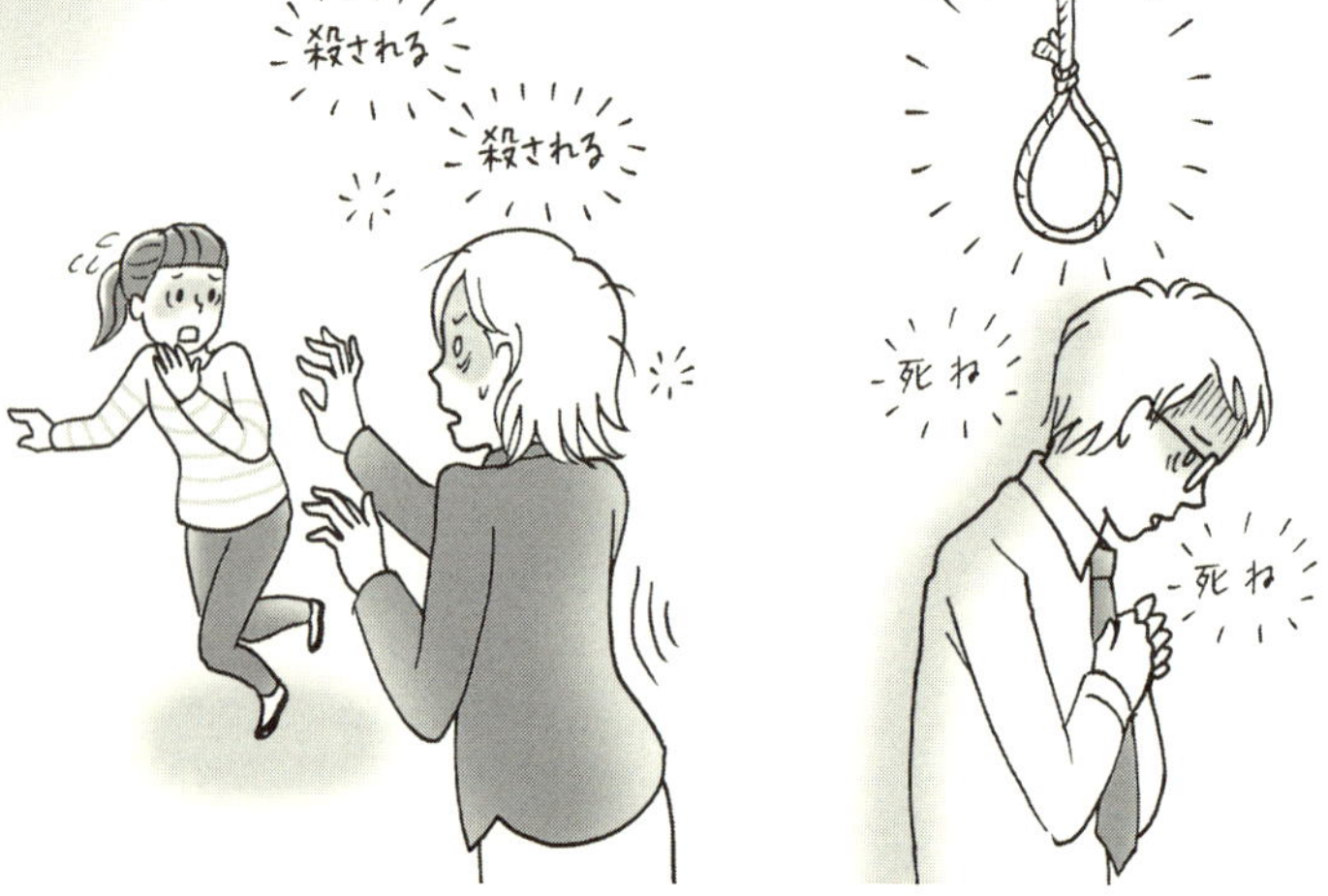

自己防衛のために他者に危害を与えてしまうといった可能性もあります。

治療を続けて病状が回復するにつれて、幻聴の鮮明度も徐々に低下してくるようです。そして「声が小さくなってくる」「声が遠ざかる」「意味がよくわからない」といった段階を経て、やがて消えていきます。

感覚のトラブルが現れることも

統合失調症の人の感覚トラブルの一つに、体感症（セネストパチー）があります。

体感は、五感からの外部情報ではなく、漠然《ばくぜん》とした体内の感覚を指します。心臓や胃、腸といった臓器の運動や平衡感覚などが体感を形成する〝大もと〟です。ただ、健康な状態では、体感を意識することはほとんどありません。

この体感に対応した幻覚が、体感症（体感幻覚ともいわれます）です。

統合失調症でも生じる体感症は、「溶けて口の中に垂れてくる」「脚のほうからわき出る」「からだにぽっかり穴があいている」「いっぱいに詰まっている」といった奇妙な表現をします。体感症は、急性期に現れることが多いといわれています。

妄想は思考面に現れる変化の一つ

統合失調症は、思考面の障害が現れやすい病気です。

思考とは、物事の意味や内容などを結びつけ、まとめあげ、かかわりをつかみ、事実にあてはめて判断や推理を行う精神活動です。

思考の内容を〝観念〟といいます。観念を間違えてしまうこと、つまり〝考え違い〟は誰もが日常的に経験しますが、訂正可能なものです。

考え違いを本当だと確信してしまい、誰がどう説得してもまったく訂正できなくなった観念――それが陽性症状の一つである〝妄想〟です。妄想は、主に自分のことに関して病的で誤った確信をもったり、思考の内容に支障をきたした状態です。

妄想に陥ると、現実ではないことを確信してしまい、周囲の人間が訂正しても本人はそれをまったく受け入れられなくなります。

こうした妄想にはいくつかのタイプがあります。具体的には、妄想するテーマ（主題）から分類することができます。統合失調症では、まわりの様子を自分に結びつけて悪さをされていると思い込む「被害妄想」、自分はすぐれていると思い込む「誇大妄想」などが、とくによくみられます。そのほかにも、「微小妄想」「被影響妄想」などがあります。

それぞれの妄想の特徴をみてみましょう。

●被害妄想

人から嫌がらせをされる、危害を加えられると確信する妄想で、本人は周囲が自分を敵視していると感じています。

いつも誰かに見られていると思い込む「注察妄想」、配偶者や恋人が浮気をしていると思い込む「嫉妬《しっと》妄想」、自分の持ち物を盗まれると思い込む「物とられ妄想」、当然の権利を奪われると思い込む「侵害妄想」、食事などに毒を盛られていると思い込む「被毒妄想」などが

◆周囲が自分を敵視していると感ずる妄想

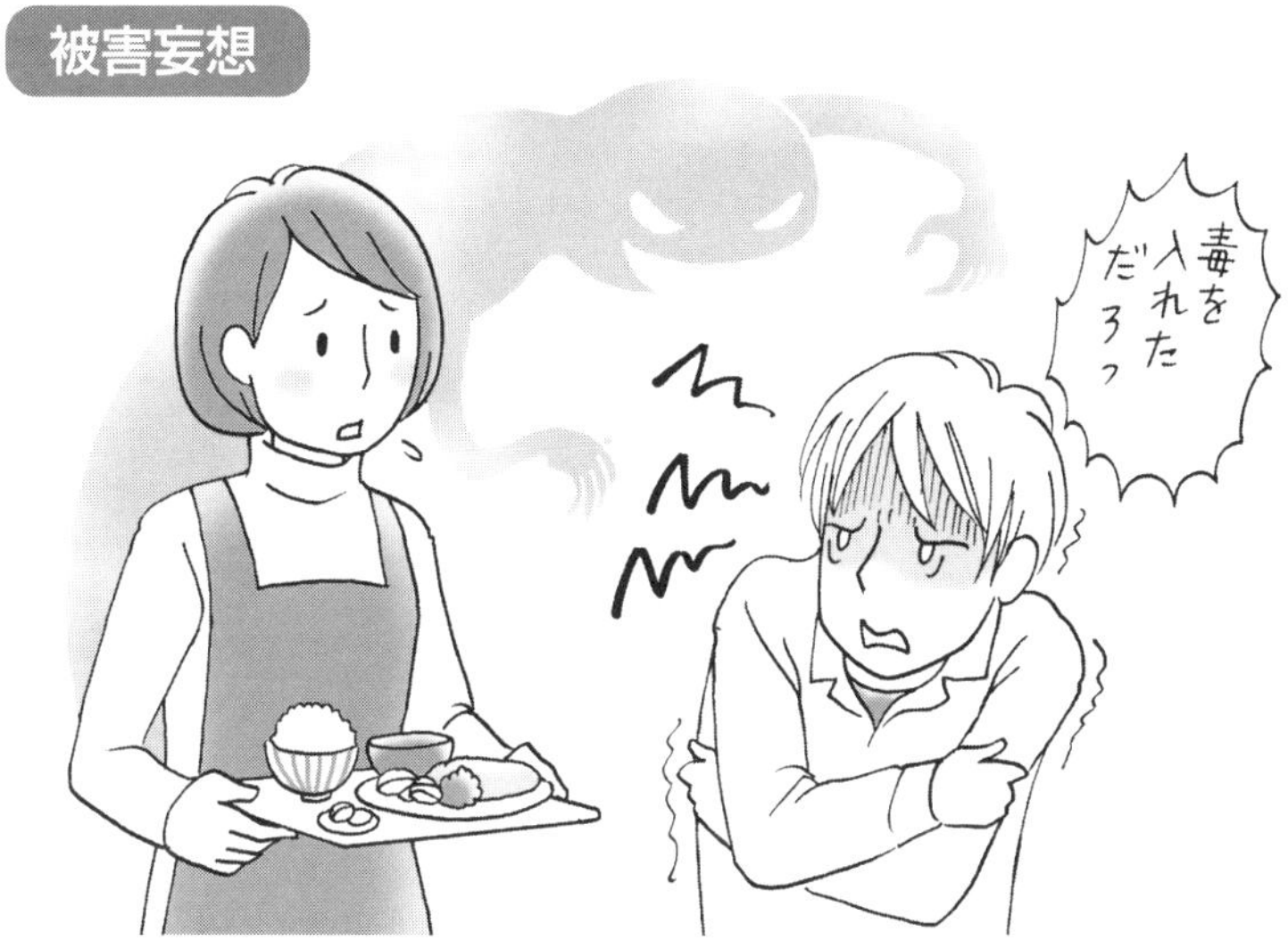

あります。

ほかにも、人込みにまぎれている敵が自分を襲う「迫害妄想」、ささいな出来事や偶然と自分を関係づける「関係妄想」、警察が自分を尾行している「追跡妄想」などもあります。

●誇大妄想

自分の能力、自分の価値などを過度に大きくとらえてしまう妄想です。

自分は高貴な出自と思い込む「血統妄想」、著名人から愛されていると思い込む「恋愛妄想」、大発明や大発見をしたと思い込む「発明妄想」、自分は天啓を授かった選ばれし者だと思い込む「宗教妄想」などがあります。

誇大妄想は、躁病でみられることもあります。

●微小妄想

誇大妄想とは逆に、自分の能力や価値などを過度に小さくとらえてしまう妄想です。

財産を失ってしまったと思い込む「貧困妄想」、たいへんな過ちを犯したと思い込む「罪業妄想」、健康を害していると思い込む「心気《しんき》妄想」、重い病気にかかったと思い込む「疾病妄想」、自分のからだや存在、生死までも否定する「否定妄想」などがあります。

微小妄想は、重症のうつ病でみられることもあります。

●被影響体験による妄想

外から支配・干渉されていると確信する（被影響）体験による妄想です。

悪霊《あくりょう》や狐《きつね》にのりうつられていると思い込む「憑《ひょう》依《い》妄想」、自分がほかの何かに変われると思い込む「変身妄想」などがあります。

統合失調症の人に、こうした妄想が現れる

◆相反する２つの妄想

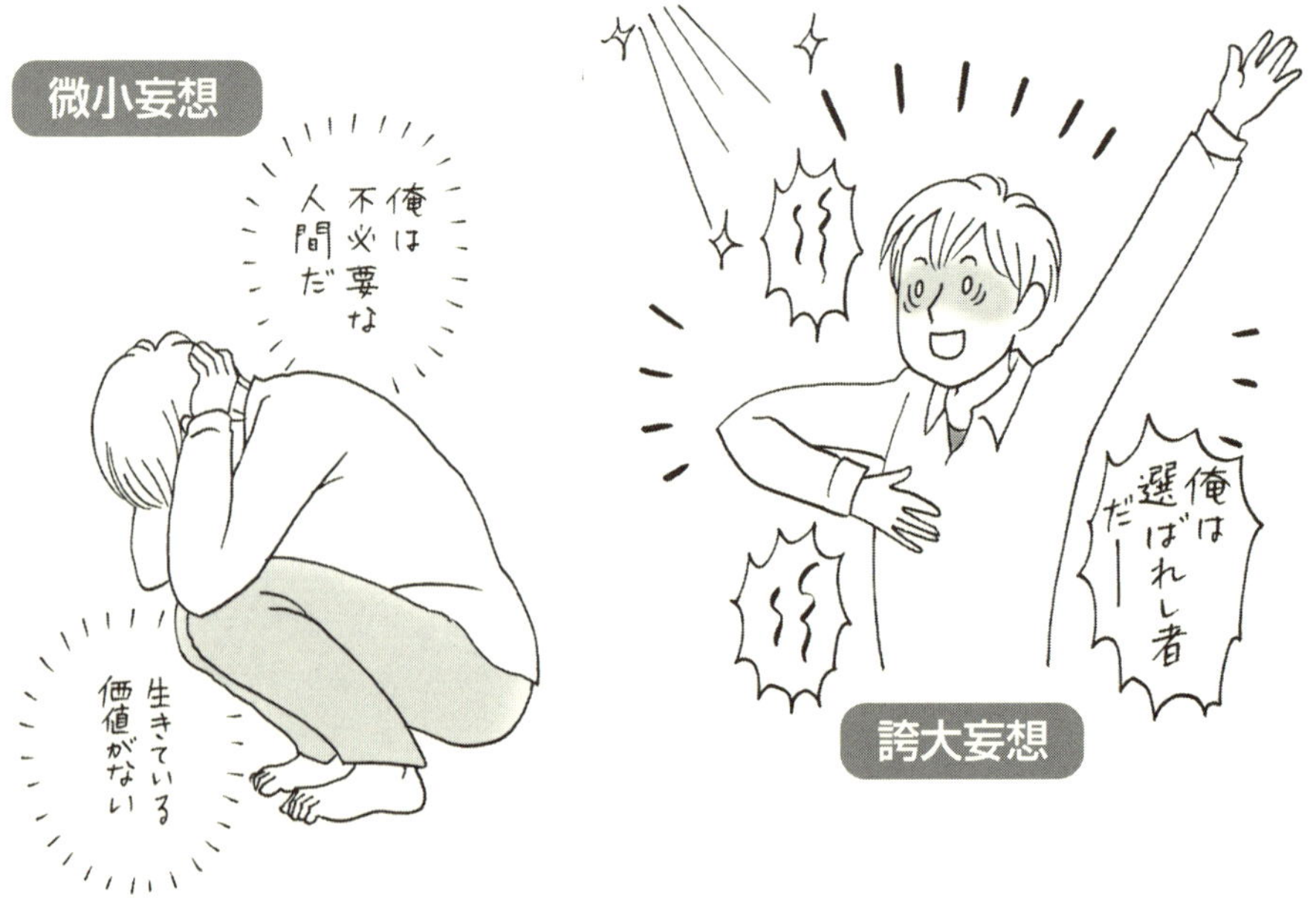
微小妄想
俺は不必要な人間だ
生きている価値がない
誇大妄想
俺は選ばれし者だー

◆外からの支配・干渉を確信する妄想

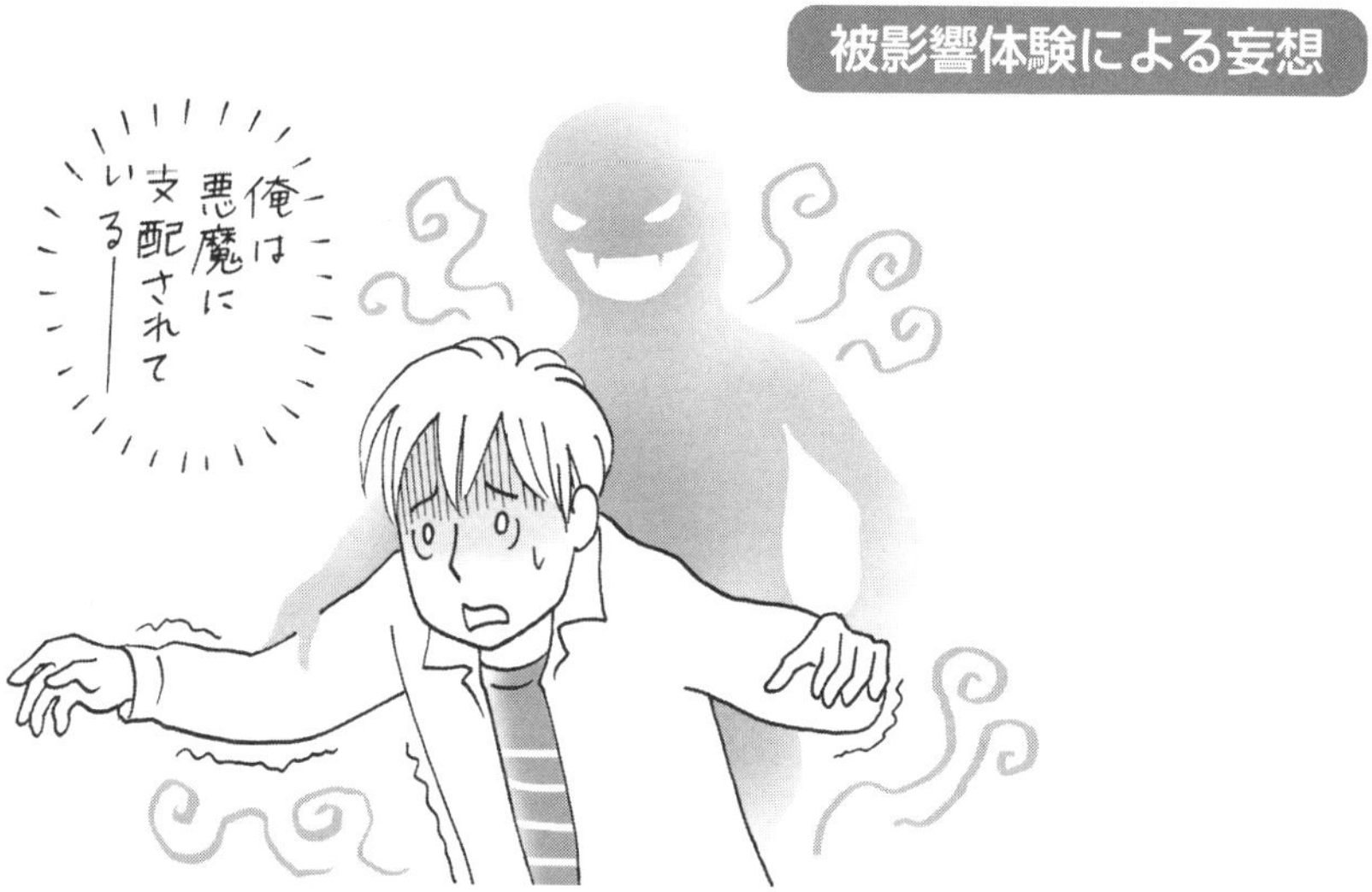
被影響体験による妄想
俺は悪魔に支配されている――

ケースは決して少なくありません。

陽性症状では思考の流れのトラブルもみられる

妄想は思考の内容の障害ですが、陽性症状には思考の流れ（過程）の障害もあります。主な思考の流れの障害のタイプと特徴をみてみましょう。

●支離滅裂（思考滅裂）

考えがまとまらず、言っていることの一貫性がなくなる状態です。軽いものは連合弛緩《しかん》といわれ、相手の言うことがすぐに理解できなくなります。

●自生思考

自分の意思とは関係なく、ひとりでに考えが浮かんできます。内容はとりとめないものが多いのですが、病的なケースになると、自分でコントロールすることができなくなります。

●させられ思考

ある物事について、自分が考えているという思考の主体性が失われ、支配や干渉が強まり、考えを押しつけられているように感じます。

●支配観念

考えが感情的に強調され、特定の考えに四六時中とらわれてしまいます。

●思考制止

思考のスピードが遅くなる、あるいは思考が滞ってしまいます。

●迂遠《うえん》

まわりくどく、細部にばかりこだわり、なかなか話の核心に達しなくなります。

●保続

観念や行為の切り替えができなくなります。

●思考途絶

思考の流れが急に中断し、停止してしまいます。

●思考伝播《でんぱ》

自分の頭の中で考えていることが、外に伝わり広まっていくように感じます。

●考想察知

自分の考えたことが、言葉や態度に出ていないのに、他者に伝わっていると感じます。

●作為思考

自分の思考が他人に操られていると感じます。作為思考には、考えが干渉される思考干渉、考えを吹き込まれる思考吹入、考えを引き抜かれる思考奪取《だっしゅ》などがあります。

「自生思考」「思考伝播」「作為思考」は、自分と他者を分ける境界があいまいになった〝自我障害〟といわれます。「自分で考えている、自分が行っている」という自我意識の喪失が、このような症状の根底にあると考えられます。

思考の流れのトラブルのなかで、とくに統合失調症の人に現れやすいのは、「支離滅裂（思考滅裂）」「させられ思考」です。

統合失調症の幻覚・妄想の特徴

統合失調症の人に現れる幻覚や妄想には、次のような特徴があります。

それは、自分が誰かに見られている、聞かれている、自分に誰かが話しかけてくるといったように、他者が自分に対してかかわりをもって

◆幻覚や妄想への対応の仕方

統合失調症の人が幻覚や妄想に陥っても、家族などの周囲の人はそれを否定も、肯定もせず、刺激を与えないようにする

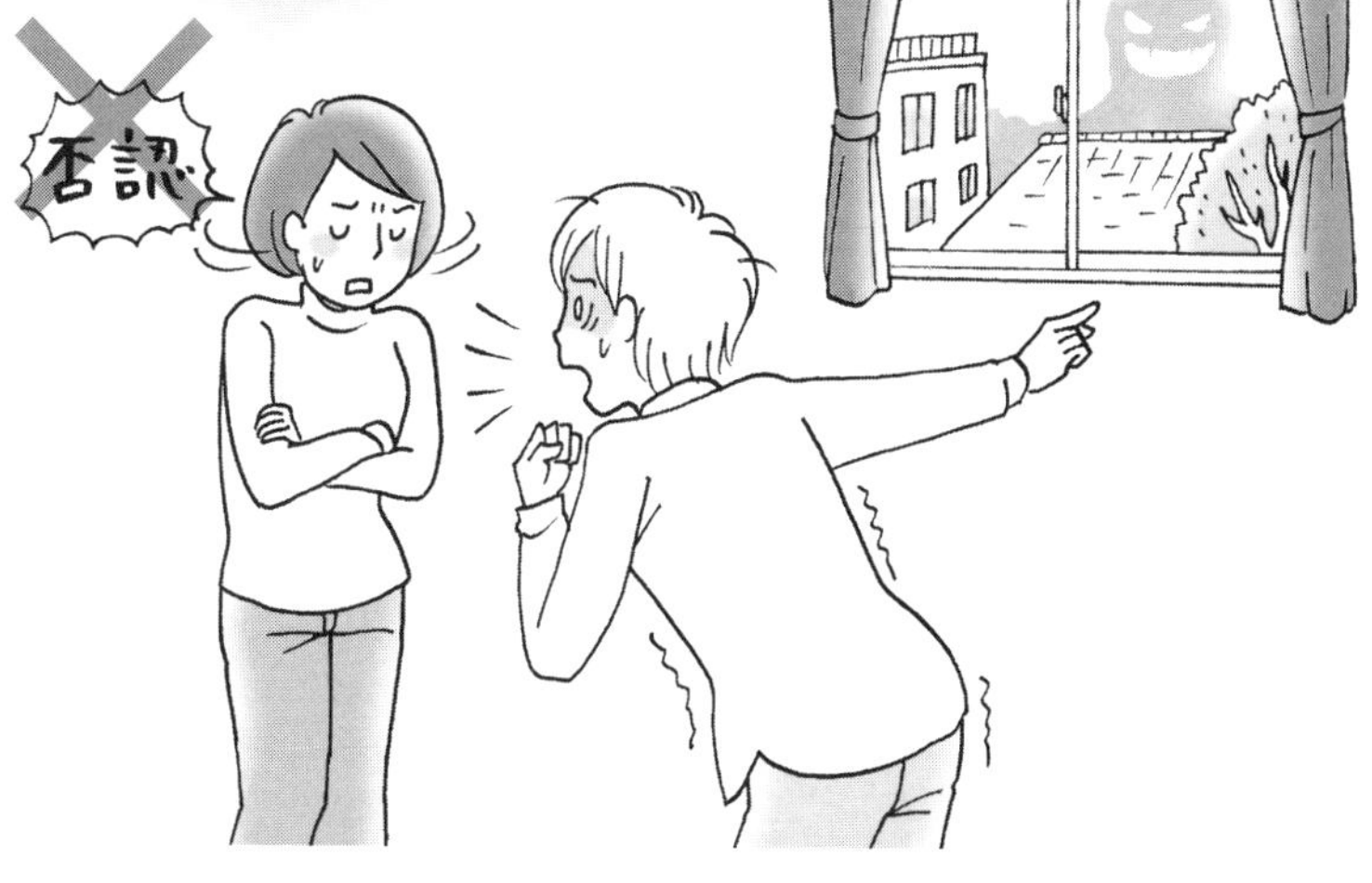

くるという点です。その内容は、主に大切にしている考えや劣等感など、本人の関心や価値観に関係するものが多いようです。

幻覚や妄想は、本人にとって「真実の体験」ですから、不安や恐怖を引き起こします。それらの感情をやりすごすことができず、幻覚や妄想の世界に引きずり込まれるように感じるのでしょう。ときには、幻聴や妄想に従った行動に走ってしまうこともあります。

ご家族などの周囲の人が、「幻声は本当の声ではない」「妄想は誤った考えだ」と説明しても、本人はなかなか訂正できません。周囲の人の頭ごなしの否定によって、本人はさらに混乱を深めてしまいます。ですから、周囲の人は否定も肯定もせず、できるだけ刺激を与えないように努めましょう。

ときに強く現れる興奮や昏迷、攻撃性、暴力性

統合失調症では、ときに興奮や昏迷、攻撃性、暴力性が強く現れることがあります。

昏迷とは、意識はしっかりしているのに、外界の刺激に対する反応や意思の表出が失われた状態を指します。興奮と昏迷を繰り返すケースは、「緊張病症候群」（緊張型統合失調症の一連の症状）と呼ばれます。

迫害妄想などによって自分の安全が危うい、制御できないと思い込んだときや、幻聴の内容が命令などで恐怖や不安、怒りが強まるようなときには、攻撃性や暴力性が高まります。他者からの頭ごなしの否定や高圧的な態度が加えら

れると、症状はいっそう激しさを増します。からだの硬直、食事や入浴、着替えなどを強く拒む「拒絶症」などもみられます。

とくに急性期は､頭の中が過敏になっていて、光や音など周囲で起こるすべてのことが刺激となります。その結果、頭に入ってくる情報量が過剰となり、自分では処理しきれなくなると、不安や恐怖ばかりが募るようになります。こうした状態に陥ってしまったときには、周囲の人ができるだけストレスを少なくしてあげる〝環境調整〟が何より重要となります。

暴力の根底にあるものとは何か?

ひと口に暴力行為といっても、軽いものから深刻なものまで程度はさまざまです。

相手にけがをさせない程度の軽い暴力は、家族などの同居者がいる若年層に多く、家族に対するもどかしさや対人関係のあせり、幻覚などの精神症状などがもとになって起きることが多いようです。

相手にけがを負わせるような深刻な暴力は、激しい精神症状（敵意、猜疑心《さいぎしん》、迫害妄想に支配された行動、誇大妄想、興奮など）と抑うつ、思春期の暴力被害体験などを基盤に生じる傾向が強いようです。

暴言を吐いたり、暴力をふるうのは、それなりの理由があるはずです。周囲の人、とくに家族に自分を理解してほしい、受け入れてほしいという強い欲求があり、それがままならないと感じるもどかしさから引き起こすケースが多いといえます。

◆暴言や暴力の背景

統合失調症の人が暴言を吐いたり、暴力をふるう背景には、家族に自分を理解してほしいという強い欲求と、それがままならないと感じるもどかしさがある場合がある

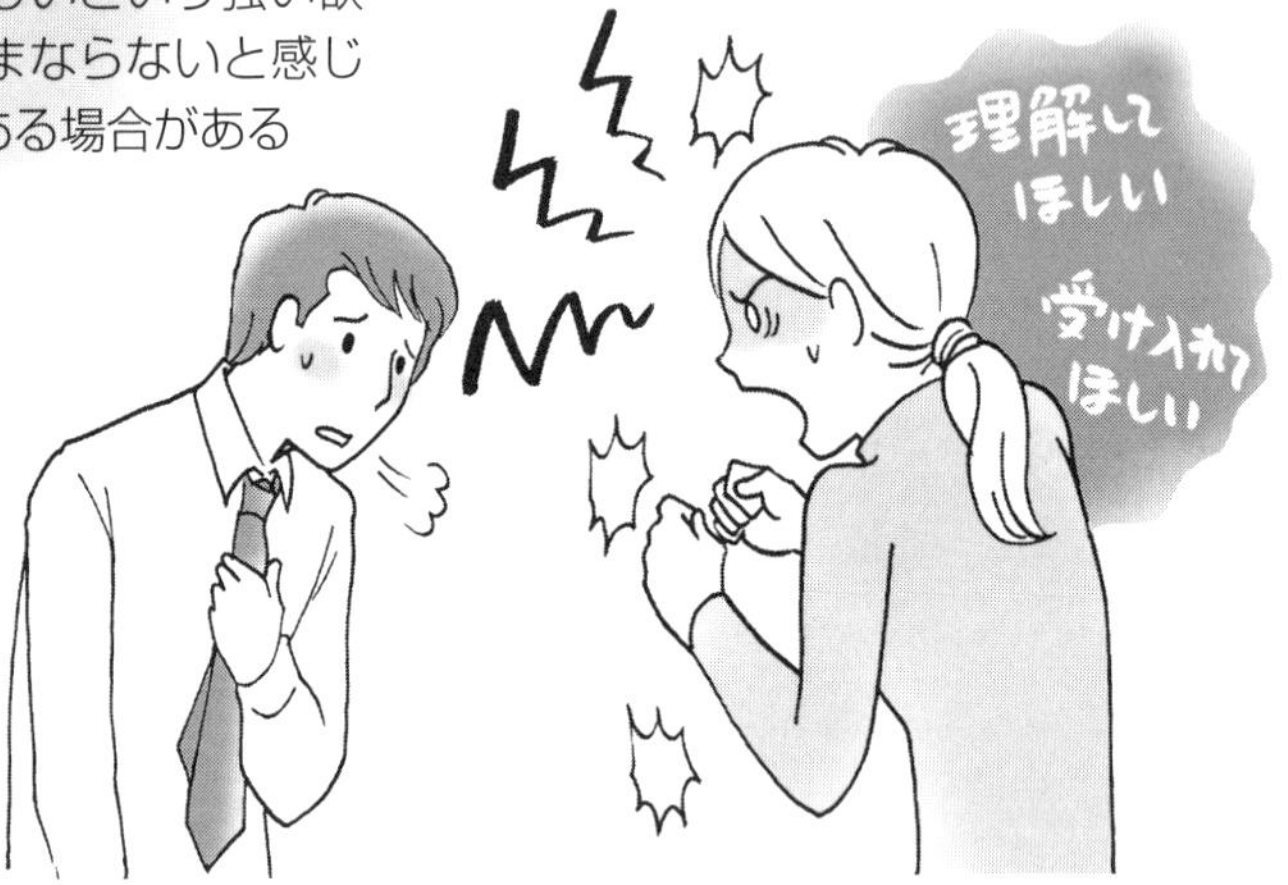

興奮や暴力性、攻撃性が強まり、周囲の人が身の危険を感じたら、病院や警察などへの救援要請を、躊躇《ちゅうちょ》なく速やかに行うことが大切です。また、興奮や暴力性、攻撃性が強まったときは、服薬の調節、あるいは入院が必要になります。

幻覚・妄想が暴力性・攻撃性の大きな危険因子に

命令性の幻声や迫害妄想が現れると、恐怖から逃れるために、他者を攻撃してしまうことがあります。幻覚や妄想に対する防衛反応として、攻撃性があらわになるのです。

周囲からみてどんな様子のときに、暴力行為に陥りやすいかをみておきましょう。

暴力を起こす直前の様子を挙げてみますの

で、参考にしてください。
- 落ち着きがない。
- 動揺・混乱している。
- 怒ったり、笑ったり、泣いたり、物にあたったり、歩き回っている。
- 会話がぶっきらぼうになる。
- 会話が早口になる。
- 大声で叫んだり、乱暴な言葉で脅す。
- にらみつける。
- 目を合わせて威嚇《いかく》する。
- 力を込めて拳を握っている。
- 筋肉を緊張させている。

陽性症状は、周囲の人を戸惑わせることが多いのですが、本人はそれらの症状に苦しみ、もがいていることを理解してあげるようにしてください。

◆暴力を起こす前兆

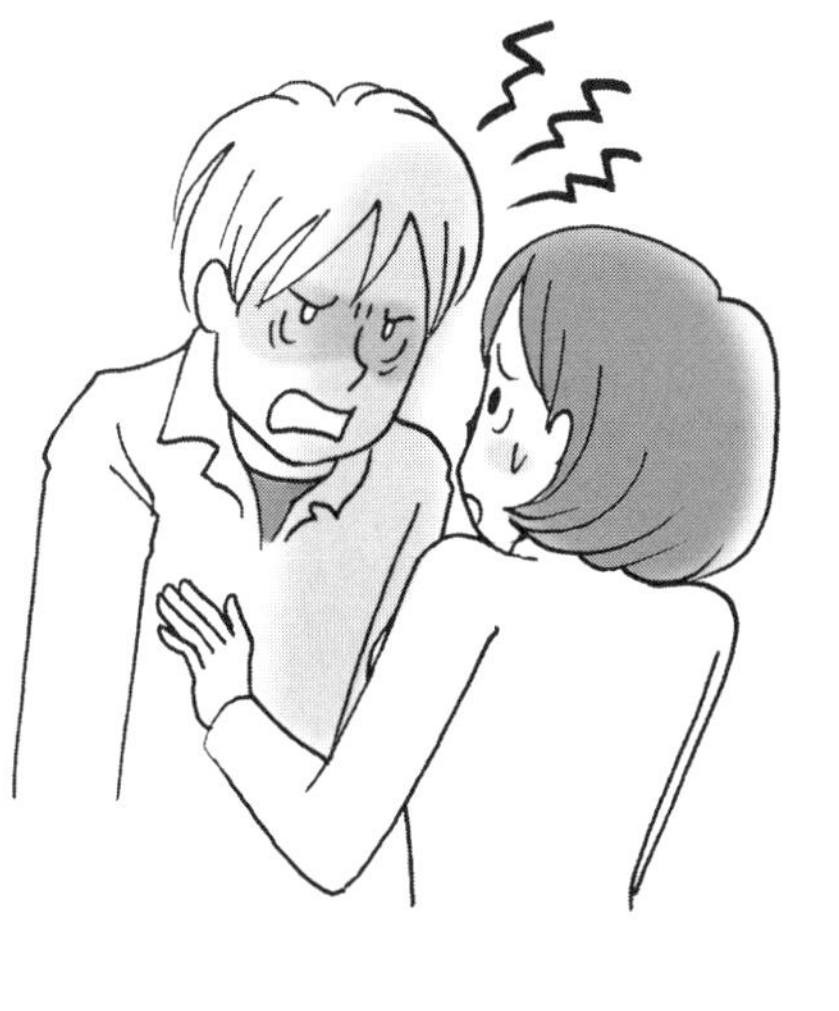
目を合わせて威嚇する

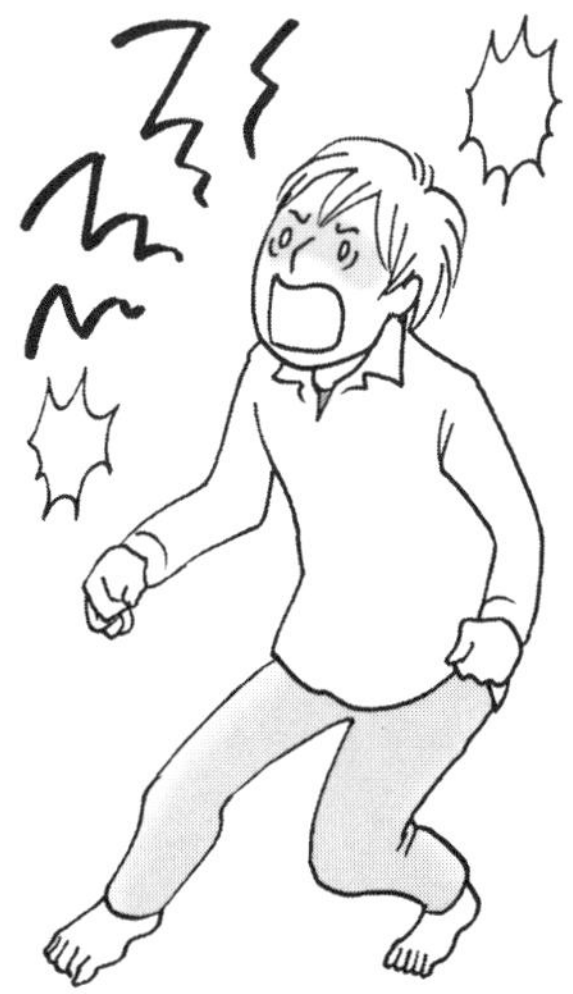
大声で叫んだり、
乱暴な言葉で脅す

Column

シュナイダーの一級症状――統合失調症に特徴的で重要な症状

シュナイダーというドイツの精神医学者(1887 ~ 1967 年)は、統合失調症に特徴的で重要な症状を「一級症状」としてまとめました。現在でも、統合失調症の一側面をよく表しているので、参考にしてください。

●思考化声(考想化声)

自分の考えが他者の声で聞こえてきます。それは自分の考えだという感覚は保たれているので、幻聴とは違います。

●身体への影響体験(身体被影響体験)

からだの異常感覚が、他者によって生じると感じます。たとえば、「レーザー光線を当てられる」「電磁波を浴びせられる」「ナイフで切られる」といったような表現で語られます。

●思考奪取および思考の被影響体験

自分の考えが抜き取られる、誰かに自分のものではない考えを吹き込まれると感じるような体験を指します。

●思考伝播(考想伝播)

自分の考えたことが、他人に筒抜けになっていると感じることです。思考奪取といっしょに生じるといわれます。

●妄想知覚

物事に妄想的な意味づけをする体験です。

●感情、意欲における外からの作為体験

他者や外からの力によって感情や意欲が操作されていると感じる体験です。

陰性症状について

精神的エネルギーが弱まった状態

陽性症状が収まって、次に現れるのが陰性症状です。陰性症状のタイプとそれぞれの特徴をみていきましょう。

精神活動が低下する陰性症状は、精神的エネルギーの枯渇《こかつ》ともいえる状態です。

陰性症状は、病気が慢性化することで際立ってきます。妄想や幻覚などの陽性症状がうすれてくると、しだいに感情の平板化、意欲の低下、快感の消失、注意の欠損などが前面に出るようになります。

思考の内容も空疎《くうそ》になってきて、日常生活や社会生活での適切なコミュニケーション（会話、行動、作業など）がとりづらくなってきます。

陰性症状は、陽性症状とは違い、どこかあいまいで本人もうまく表現しにくいため、周囲の人からは「社会性がない」「非常識」「配慮に欠ける」「怠惰《たいだ》」などと誤解されることがよくあります。

感情の変調と意欲の低下

まず感情と意欲に現れる陰性症状のタイプと

◆感情の変調や意欲の低下をきたす陰性症状

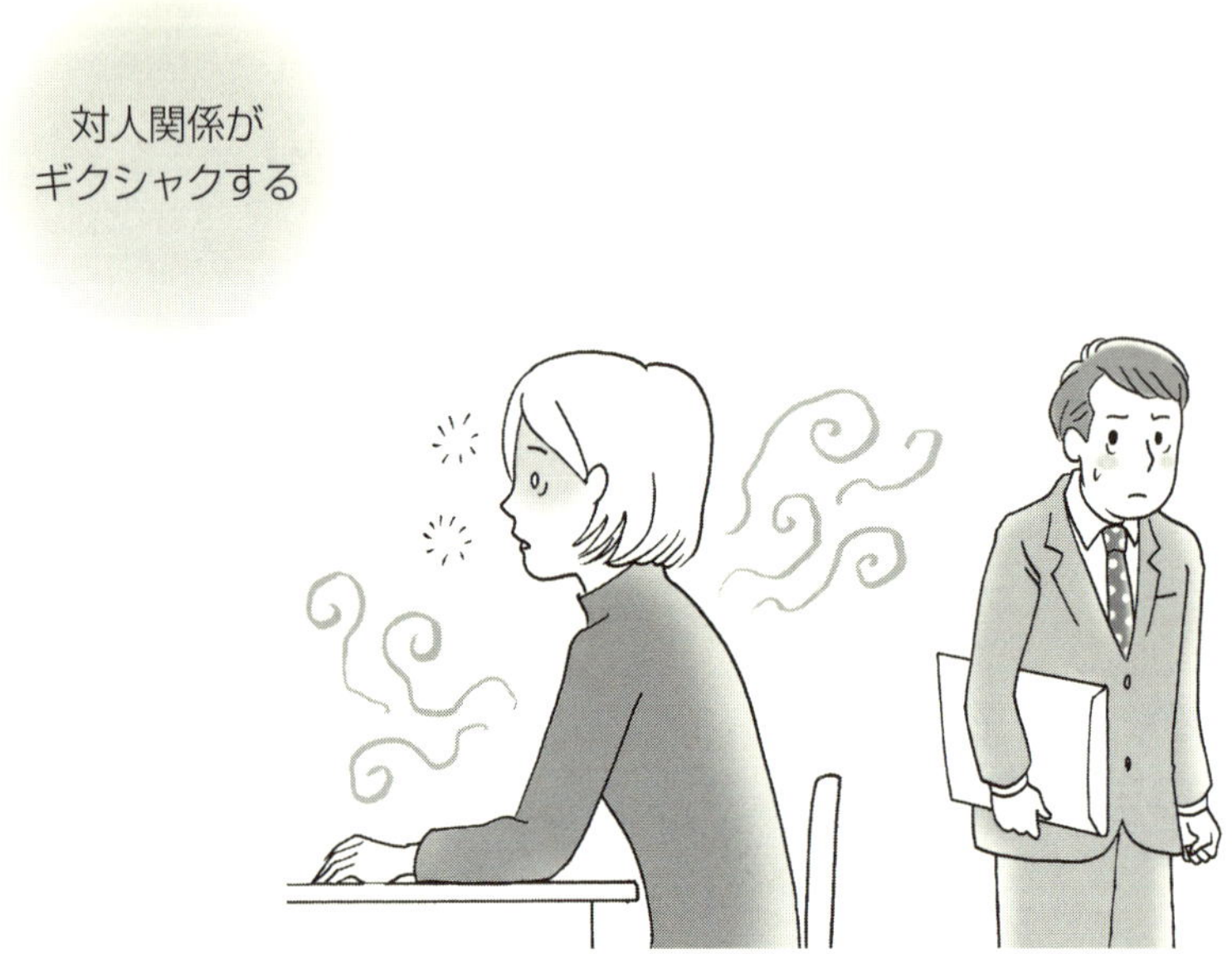

特徴をみていきましょう。

●感情の変調

統合失調症では、主に感情の平板化、感情の鈍麻などの陰性症状がみられます。

感情の細やかな動きが減り、物事に対して適切な感情がわきません。

はた目には、表情の変化が乏しく、喜怒哀楽が表現されず、周囲のことに対して無関心であると映ります。

しかし、統合失調症の人の内面はとても敏感になっていて、ささいなことで傷つきます。

また、相手の外見からは表情や感情をつかみづらくなり、気持ちを読めなかったり、曲解《きょっかい》することが増えます。

こうした感情の変調によって対人関係がギクシャクしたり、本人が気持ちを通わせ合うことを避けるようになっていきます。

●意欲の低下

統合失調症では、主に意欲の低下、自発性（発動性）の欠如などがみられます。学業や仕事などに対する意欲を失い、無気力に陥り、自分から進んで物事を行わなくなります（無為）。

意欲とは、欲動（人を常に行動へと向かわせる無意識の衝動）という強いエネルギーと、それをコントロールして方向性を与える意志が合わさったものです。欲動と意志は、アクセルとブレーキのような関係にあります。

意志というブレーキが効かなくなると、激しい欲動があらわになってしまい、ときに衝動行為を招くことがあります。衝動行為は、動機や理由がはっきりと自覚されないままに物を壊したり、暴力をふるったり、自傷行為に走ったりするケースを指します。

その一方で、整理整頓《せいとん》、入浴や洗面、洗濯、身だしなみなど、身のまわりのことに無頓着《むとんちゃく》になります。また、物事や他者への興味・関心も乏しくなり、自分だけの世界に引きこもります（自閉）。

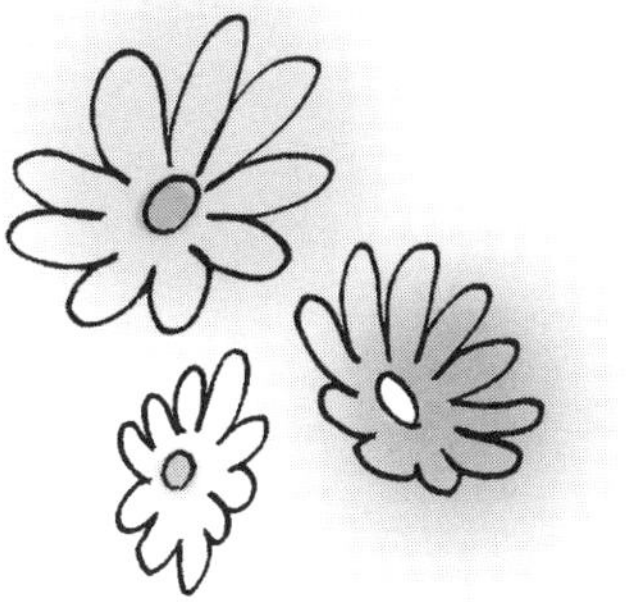

認知機能障害について

認知という働きと統合失調症

陽性症状、陰性症状とともに、統合失調症を特徴づける症状に認知機能障害があります。

前にも述べましたが、認知機能は、脳が物事を認識する機能（知能を含む）を指す言葉で、記憶力、注意力、集中力、計画力、思考力、判断力、実行力、問題解決能力などが含まれます。

統合失調症では、認知機能の低下（認知機能障害）が現れる点も特徴の一つです。記憶などの持続的な低下が中心となって社会生活に支障をきたす状態が一時的に引き起こされます。その結果、仕事や勉強がはかどらない、融通がきかない、応用力に欠けるといった状況を招くと考えられています。

統合失調症の人が体験する「生活のしづらさ」は、認知機能障害と深くかかわっています。そういう意味では、陽性症状や陰性症状以上に日常生活や社会生活全般に大きな影響を与えます。

認知機能の低下による変化

認知機能が低下することで、次のようなさまざまな変化が現れます。

◆記憶力の低下

認知機能の一つである「記憶力」の低下を招くことがあります。

記憶は、時間の要素から短期記憶と長期記憶に分けられます。また、課題が終了すると消えてしまうワーキングメモリー（作業記憶）という機能もあります。

記憶の障害は、生活機能を低下させる大きな要因となりますが、統合失調症では前頭葉がうまく活動していない傾向にあり、とくにワーキングメモリーに悪影響を与え、それが社会生活において困難をもたらします。

◆会話や行動の変化

会話や行動に筋道立ったまとまりが失われます。

的外れな会話をしたり、話のテーマが急に飛

◆記憶の種類

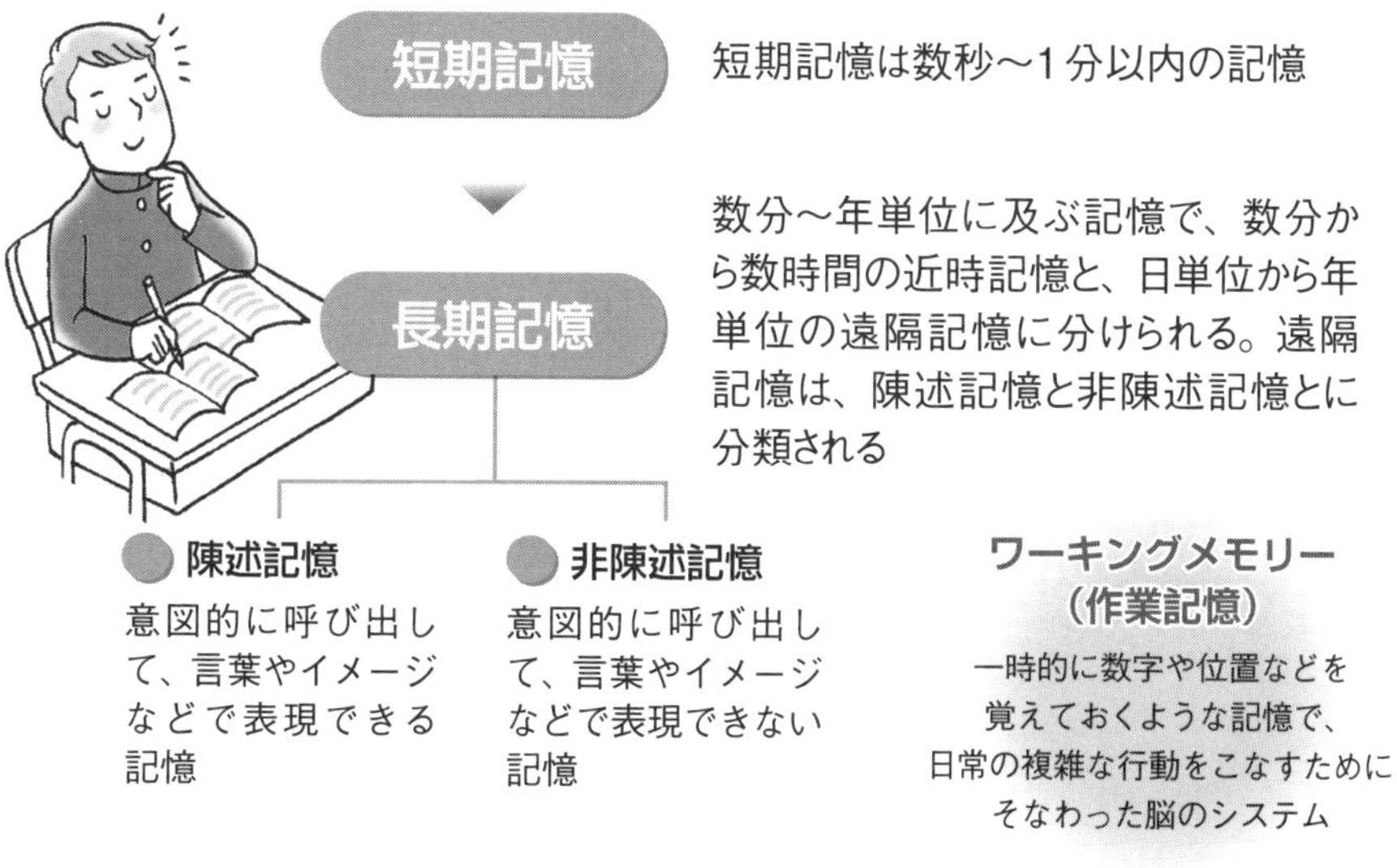
短期記憶
短期記憶は数秒～1分以内の記憶
長期記憶
数分～年単位に及ぶ記憶で、数分から数時間の近時記憶と、日単位から年単位の遠隔記憶に分けられる。遠隔記憶は、陳述記憶と非陳述記憶とに分類される
陳述記憶
意図的に呼び出して、言葉やイメージなどで表現できる記憶
非陳述記憶
意図的に呼び出して、言葉やイメージなどで表現できない記憶
ワーキングメモリー（作業記憶）
一時的に数字や位置などを覚えておくような記憶で、日常の複雑な行動をこなすためにそなわった脳のシステム

躍したり、何を言いたいのかわからない話をしたり、話の内容から相手の考えが読めなくなったりします。

また、作業ミスが多くなる、仕事の能率が低下するといった変化も目立ってきます。急性期では、会話や行動が支離滅裂になる場合があります。

◆選択的注意の低下

私たちは、常に外界（他者や外部環境）からの刺激（情報）を受け、それらに注意を払い、取捨選択しながら暮らしています。ところが、統合失調症では、情報への注意や選択がうまくできなくなります。

その結果、ささいな情報にも反応しやすくなる傾向がみられます。たとえば、会話中でも、ちょっとした物音などに過敏に反応してしまいます。

◆比較照合の低下

私たちは、さまざまな刺激（情報）に対して、それまでの記憶と照合して適切な行動をとる能力をもっています。しかし、統合失調症では、そうした比較照合をすることが困難になります。その結果誤った判断をしてしまう傾向が強まります。

＊

ここまでみてきたように、統合失調症は、じつに多彩な症状を呈します。

次章では、医療機関においてどのように診断がくだされるのか、統合失調症と診断されるとどのような治療やリハビリテーション、支援が行われるのかをみていきます。

第3章

回復、社会復帰のための治療

統合失調症の治療の基本は薬物療法となりますが、精神療法や精神科リハビリテーションなど、さまざまな非薬物療法も欠かせません。

家族など周囲の人たちのサポートを受けながら、回復、そして社会生活への復帰を目指していきます。

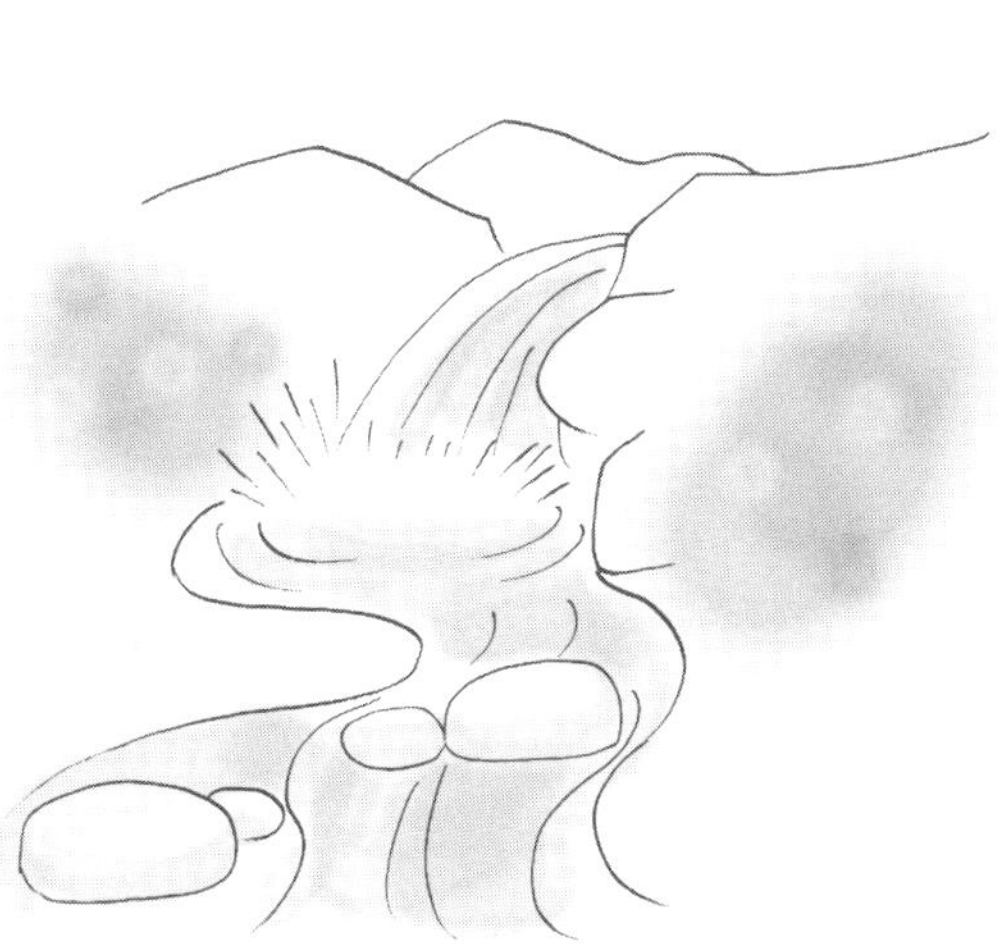

受診と診断の流れ

初めての受診

「どうも心身の調子がいつもと違うな」と自覚したとき、自ら精神科や心療内科などを受診したり、あるいは勤め先や学校の健康管理室、地域の保健所、精神保健福祉センターなどで相談する人もいるでしょう。また、家族や周囲の人が精神的変調に気づき(他覚)、促されて受診・相談をする人も多いと思います。

一方で、精神的変調を本人や家族などの周囲の人が気づいているにもかかわらず、「一時的な落ち込みだろう」「ちょっと疲れているだけだ」と自己判断をして、受診・相談をしないケースもあります。

もし精神的変調に気づいたときは、まず精神科医に相談してみることをおすすめします。初めての受診には、できれば家族や周囲の人（ふだんの様子をよく知っている人）も同行したほうがいいでしょう。

よく眠れない、頭が重い、疲れやすい、食欲がない、意欲が低下している、集中力が欠けているといった、身体的な不調で一般内科を受診して、いろいろと調べてもとくに病気がみつからなかった場合は、精神疾患の可能性が疑われます。

現在は、プライマリケア（総合的医療）の観点から、たとえ内科を受診しても、その人の精神的変調が目立つときには、精神科への受診をすすめる医師も増えてきています。しかし、実際に精神科を受診するかどうかは、あくまでも患者さんの意思にゆだねられています。

本人も家族も、精神科に対するマイナスイメージから、受診をためらう気持ちがあるかもしれません。しかし、もっと気軽に〝心の相談窓口〟として、医療機関を利用してください。医療機関は、安心を確保できる場所なのです。

受診を拒むときの対処の仕方

幻覚や妄想が顕著な場合、家族や周囲の人は、なんとか医療機関を受診させようとするはずで

◆精神科への初めての受診

精神的変調に気づいたときは、まず精神科医に相談してみる初めての受診には、家族や周囲の人などの患者さんのふだんの様子をよく知っている人が同行したほうがよい

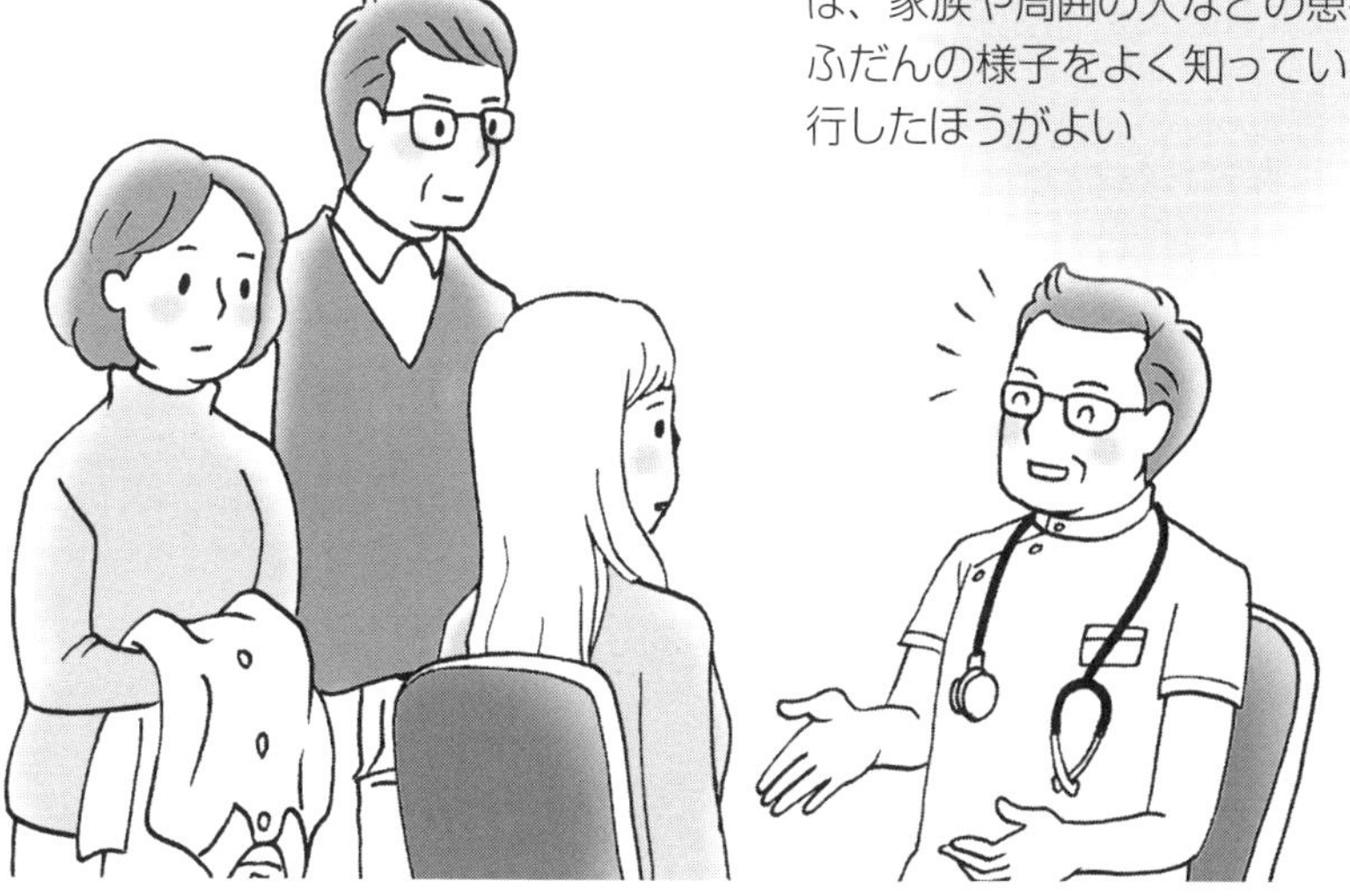

す。

ところが、このようなとき、本人は「自分が病気かもしれない」という認識（病識）を欠いているケースがほとんどです。

無理やり医療機関へ連れて行こうとすると、かえって混乱を招いてしまい、攻撃性や暴力性を高める結果になりかねません。

だからといって、ためらってはいけません。家族や周囲の人がイニシアチブをとり、できるだけ早く精神科医の診察を受けるように努めましょう。

その場合、だますような行動や嘘《うそ》は禁物です。症状が落ち着いたとき、大きな不信感を残すことになります。粘り強く説得を重ね、本人が前向きに治療に取り組めるような努力が必要です。

本人の苦しみが病気によるものである以上、適切な処置によって苦しみを軽減し、社会生活への復帰をサポートすることは家族の大きな責務でもあり、何より本人にとって必要不可欠な治療です。

面談（問診）は治療の第一歩

精神的不調によって医療機関を受診したとき、まず精神科医の面談（問診）が行われます。精神科医療の診察において、面談はたいへん重要な要素です。精神科医はまず本人の状態をつぶさに観察して、本人や同行した家族（周囲の人）に、いつ頃《ごろ》からどんな症状が現れ始めたのかを確かめながら、病気を探っていきます（74ページ）。

たとえば、幻覚（41ページ）や妄想（45ページ）が強ければ統合失調症の可能性が高まります。しかし陰性症状（39ページ）や認知機能障害（39ページ）が目立つケースでは、うつ病などほかの精神疾患や脳・神経の病気などの疑いももたれます。

統合失調症の初期症状は、一見するとうつ状態の場合も多くみられます。うつ状態を心配して診察を受け、統合失調症の可能性が見出されるケースもあります。

つぶさに診察していくと、統合失調症にはうつ病にはみられない変調、たとえば、人に対する不自然な感情表現や過剰な緊張、自分の考えがうまくまとまらない様子などがみられます。奇異な行動や、ブツブツと独り言を言っているような症状は、幻聴によるものかもしれません。

◆診察の流れ

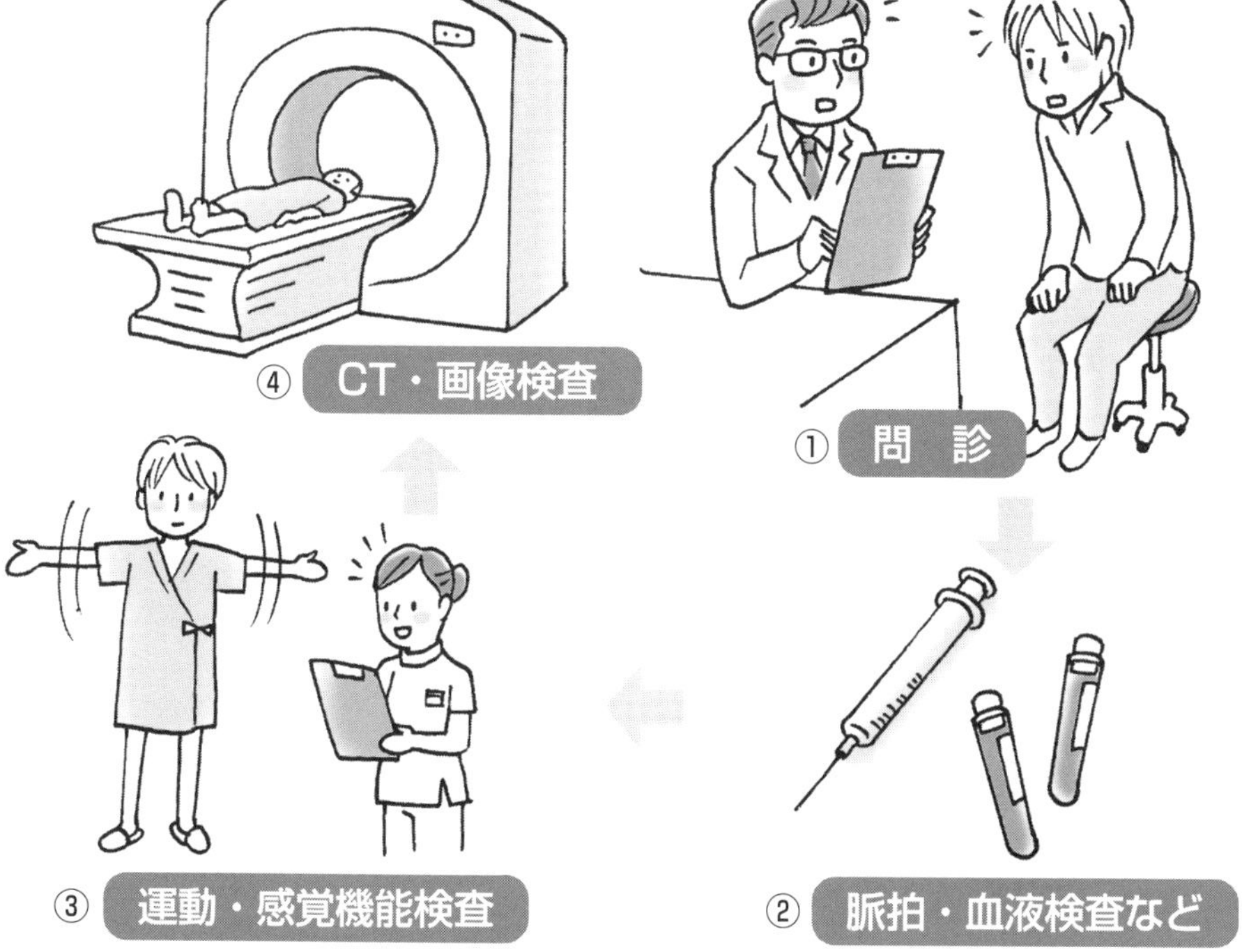

統合失調症は多彩な症状を現す病気なので、ほかの脳の病気や解離性障害（かつてはヒステリーと呼ばれていた状態）、感情が著しく不安定になる境界性パーソナリティ障害などとの鑑別が重要になります。また、幻覚や妄想が強い状態では、薬物依存も考えられます。

問診や視診の次に、体温、脈拍、血圧などを測定し、必要に応じて血液検査、尿検査、生化学検査、感染や内分泌、免疫などの検査を行います。

さらに、神経学的検査では、反射、運動、感覚機能などを調べます。画像検査では、脳の機能を調べて、ほかの脳の病気などの可能性を除外していきます。脳の画像検査や脳波検査などが行われるときには、ほかの疾患との鑑別が第一の目的です。

うつ状態にあり、精神疾患が強く疑われるケースでは、光トポグラフィー検査による鑑別診断（183ページ）が適応となります。

心理テストなどを用いることもある

統合失調症の検査には、いくつかの心理テストを用いることもあります。

目的は「精神的な発達、知能、人格、そのほかの心理状態（認知機能、神経心理学的障害）」の評価で、主に臨床心理士との面接という方法をとります。検査結果は、知的障害や発達障害、神経症、精神病などとの鑑別に客観的な資料になります。

診断には、米国精神医学会が定めた精神疾患のガイドラインである「ＤＳＭ－Ⅳ－ＴＲ」などの診断基準も参考にします。

そして、本人の不調が医学的な治療が必要な状態（精神疾患）なのかどうか、あるいはストレスによる心因反応で、ストレスを回避することで回復していく一過性のものなのかどうかを判断します。治療が必要であれば、その方向性を決めて本人やご家族などに伝えます。

本人の不調がどの程度の状態なのか、どのような病気が考えられるのか、外来（通院）で治療を始めるのか、入院が必要なのか、医師はその時点での見解を正確に伝えてくれます。

初診ですぐに投薬が開始されると、戸惑いを覚えるかもしれません。しかし、それは速やかに症状を改善するための処置なので、医師の説明に納得したら、指示に従うようにしましょう。

◆ DSM-Ⅳ-TR による統合失調症の診断基準①

A	**特徴的症状**：以下のうち 2 つ（またはそれ以上）があり、それぞれは、1カ月の期間（治療が成功した場合はより短い）ほとんどいつも存在	
	（1）	妄想
	（2）	幻覚
	（3）	まとまりのない会話（例：頻繁な脱線、または滅裂）
	（4）	ひどくまとまりのない、または緊張病性の行動
	（5）	陰性症状、すなわち感情の平板化、思考の貧困、または意欲の欠如
	妄想が奇異なものであったり、幻聴が患者の行動や思考を逐一説明するか、または2つ以上の声が互いに会話しているものであるときには、基準Aの症状1つを満たすだけでよい	

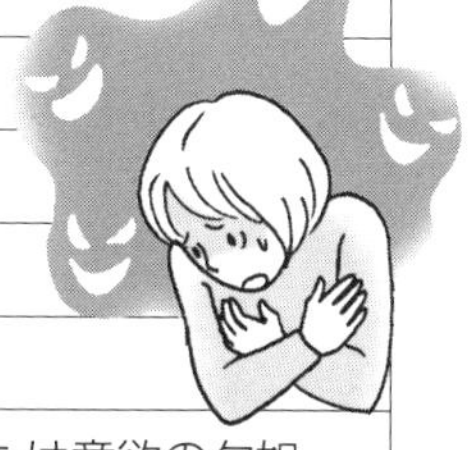

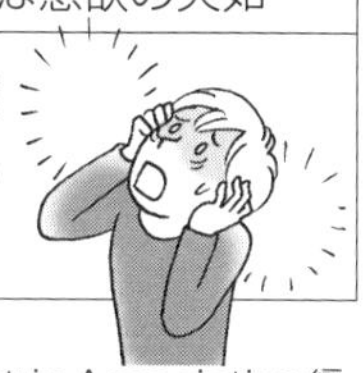

The American Psychiatric Association 編、
高橋三郎、他訳『DSM-Ⅳ-TR 精神疾患の分類と診断の手引き』
（医学書院、2003）より引用改変

◆ DSM-Ⅳ-TR による統合失調症の診断基準②

<table>
<tr><td rowspan="1">B</td><td colspan="2">社会的、または職業的機能の低下：障害の始まり以降の期間の大部分で、仕事、対人関係、自己管理などの面で1つ以上の機能が病前に獲得していた水準より著しく低下している（または小児期や青年期の発症の場合、期待される対人的、学業的、職業的水準にまで達していない）</td></tr>
<tr><td>C</td><td colspan="2">期間：障害の持続的な徴候が少なくとも６カ月間存在し、この６カ月の期間は、基準 A を満たす各症状（すなわち、活動期の症状）は少なくとも１カ月（または治療が成功した場合はより短い）存在しなければならないが、前駆期、または残遺期の症状の存在する期間を含んでもよい。これらの前駆期、または残遺期の期間では、障害の徴候は新生症状のみか、もしくは基準Aに挙げられた症状の２つ、またはそれ以上が弱められた形（たとえば、風変わりな信念、異常な知覚体験）で表されることがある</td></tr>
<tr><td rowspan="3">D</td><td colspan="2">失調感情障害と気分障害の除外：失調感情障害と「気分障害、精神病性の特徴を伴うもの」が、以下の理由で除外されていること</td></tr>
<tr><td>(1)</td><td>活動期の症状と同様に、大うつ病、躁病、または混合性のエピソードが発症していない</td></tr>
<tr><td>(2)</td><td>活動期の症状中に気分のエピソードが発症していた場合、その持続期間の合計は、活動期および残遺期の持続期間の合計に比べて短い</td></tr>
<tr><td>E</td><td colspan="2">物質や一般身体疾患の除外：障害は、物質（例：乱用薬物、投薬）、または一般身体疾患の直接的な生理学的作用によるものでない</td></tr>
<tr><td>F</td><td colspan="2">広汎性発達障害との関係：自閉性障害やほかの広汎性発達障害の既往症があれば、統合失調症の追加診断は、顕著な幻覚や妄想が少なくとも1カ月（治療が成功した場合はより短い）存在する場合のみ与えられる
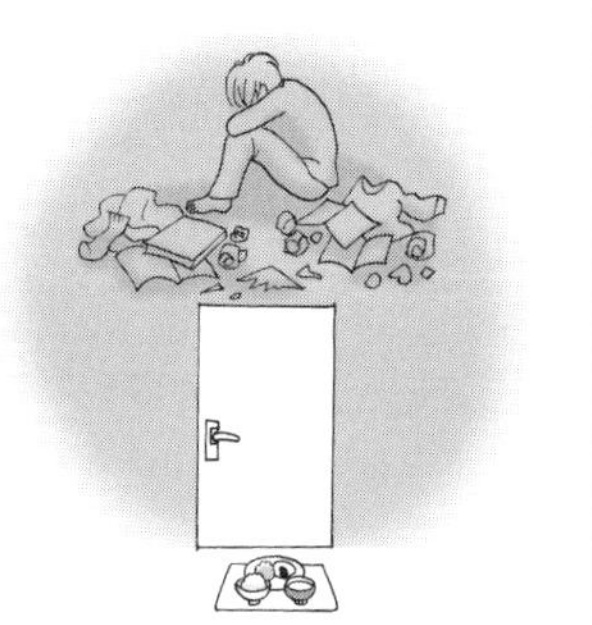</td></tr>
</table>

The American Psychiatric Association 編、
高橋三郎、他訳『DSM-Ⅳ-TR 精神疾患の分類と診断の手引き』
（医学書院、2003）より引用改変

緊急搬送されたケースで知っておきたいこと

激しい興奮などで、暴力や自殺未遂などを起こす危険性があるときは、緊急的な対応が求められます。医療機関、保健所、精神保健福祉センター、精神科救急情報センターなどへ速やかに連絡を入れることが基本です。医療機関ですぐに診療が必要と判断された場合、指定病院へ搬送するように指示されます。

救急搬送手段としては、まず自家用車やタクシーがあります。公共交通機関の利用は避けたほうがいいでしょう。搬送手段がない、混乱がひどくて家族では対応できないケースでは、１１９番通報をして救急車を呼ぶか、１１０番

◆緊急搬送されるケース

激しい興奮、暴力、自殺未遂など、自傷･他害がある（そのおそれが強い）とき、医師が指定する病院へ搬送する

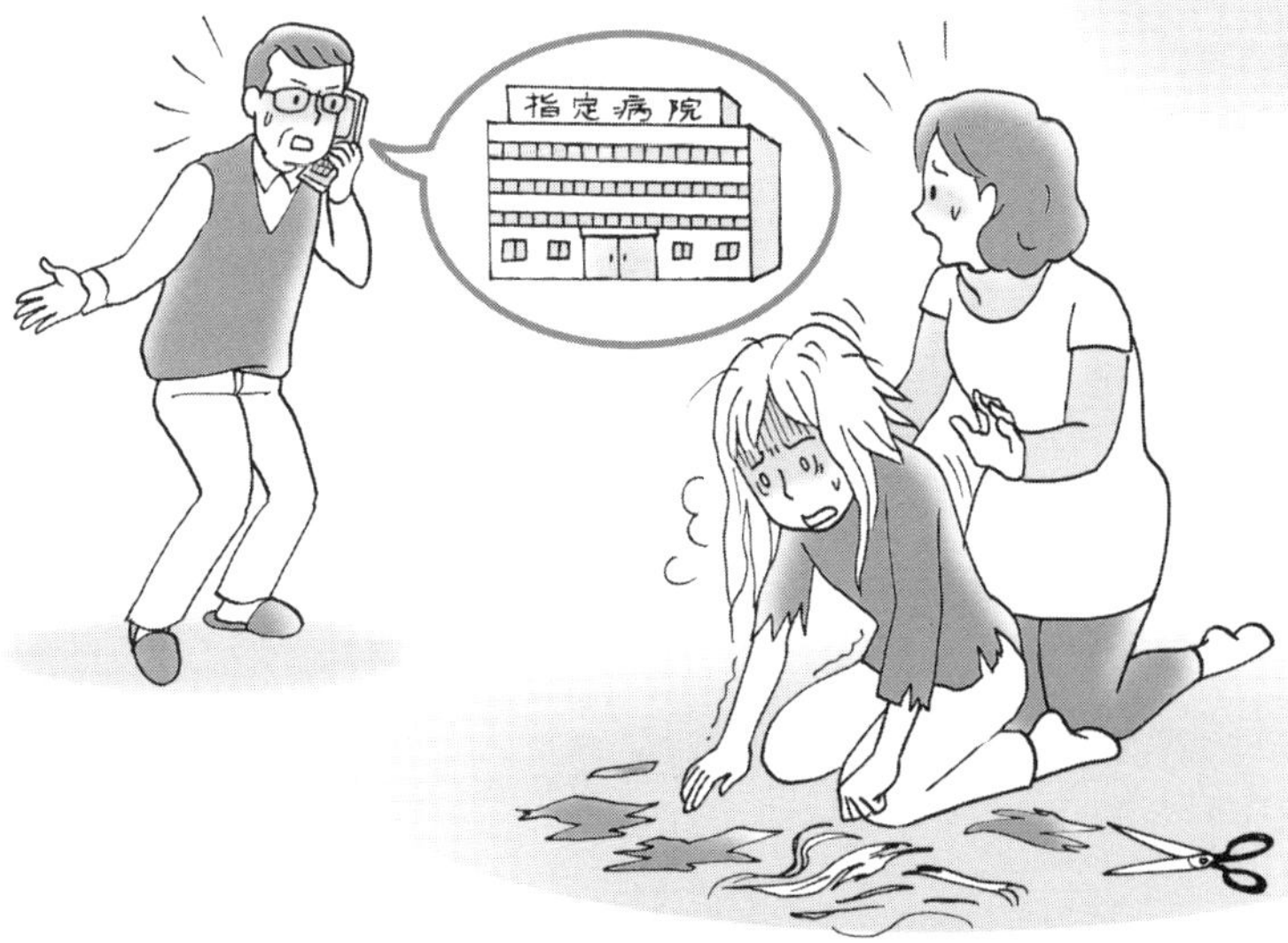

通報をしてパトカーで運んでもらうようにしてください。

かかりつけの医療機関がなければ、通常、都道府県が精神科救急医療体制整備事業のなかで指定する当番病院が救急診療にあたります。そこには精神保健指定医（国が認定する専門医）がいます。診察の結果、軽度の病状であれば薬物療法などによって落ち着かせ、後日、あらためて受診するよう指示されます。帰宅が難しい場合は、緊急的に入院となります。

一時的に隔離するケースもある

症状によっては、一時的に保護室（隔離室）などの閉鎖的な病室で治療が開始されることもあります。これは、患者さんの安全確保を第一に考えた措置です。

12時間以内の隔離は一般医が必要と認めた場合行うことができますが、12時間を超える隔離は、専門医（精神保健指定医）が必要と認めた場合にかぎり行うことができます。

対象となるのは次の場合です。

①ほかの患者さんとの人間関係が、患者さんの病状の経過や予後に著しく悪影響を及ぼす場合
②自殺企図、または自傷行為が切迫している場合
③他害行為や迷惑行為、器物破損行為が認められ、隔離以外では防ぎきれない場合
④不穏、多動、爆発性が目立ち、一般の精神病室では治療が困難な場合
⑤身体合併症治療の検査、および処置などのために隔離が必要な場合

身体拘束はどのようなときに行われるのか？

診察の結果、精神保健指定医が必要と認める場合にかぎり、身体拘束が行われることもあります。これは精神保健福祉法第36条の規定によってとられる行動制限で、身体拘束の対象となるケースは次の３つです。

①自殺企図、または自傷行為が著しく切迫しているケース
②多動・不穏が顕著であるケース
③そのまま放置すれば、患者さんの生命にまで危険が及ぶおそれがあるケース

不当な行動制限は、決して許されるものではありません。かつていくつかの医療機関でそのような事実があり、精神科病院、精神科医療に対する〝怖さ〟が増幅されてきたのかもしれません。

しかし現在は、精神科医療では患者さんの人権が最大限に尊重され、身体拘束などの行動制限は、ほかの対処方法の危険性が行動制限の危険性を上回ると判断されたときにだけ実施されるようになっています。

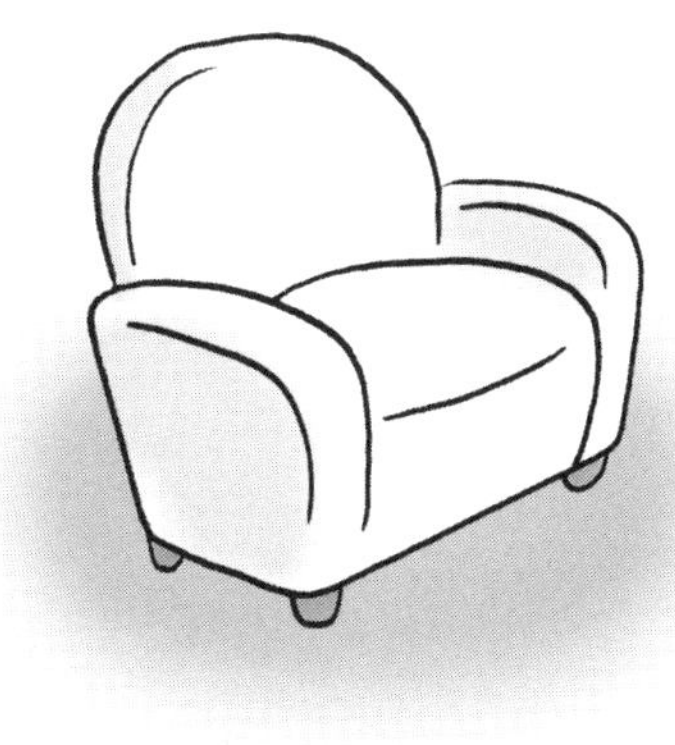

治療開始に際して知っておくべきこと

医師とのコミュニケーションが大切

　医師と良好なコミュニケーションを図ることは、治療をスムーズに進めていくための大きなポイントとなります。

　初めての受診の際には、できるだけご家族もいっしょに診察を受けることが望まれます。必要に応じて、本人とご家族と別々に話を聞くというケースもあります。

　精神科を初めて受診するときは、患者さん本人もご家族も緊張して、うまく対応できないかもしれません。受診の際に医師から尋ねられることを、あらかじめ整理しておくといいでしょう。次のような事項をメモして持参すると、より深くコミュニケーションをとることができます。

●既往歴
　これまでの病気やけが、手術、服薬などの有無や状況。

●生活歴
　生育環境、転居の経験、保育所・幼稚園・小学校・中学校から学生時代までの家庭環境、友人関係、成績、挫折、失敗体験など。また、職歴、仕事の内容、勤続年数、転職の事情、結婚歴や離婚歴、子どもの有無など。

●**家族歴**

家族の既往歴、とくに精神疾患の有無、自殺（既遂・未遂）の有無など。

●**病気の経過**

変調が始まった時期、初めの症状、症状の変化や問題行動、これまでに相談した機関、すでに別の医療機関で診療を受けた場合はその情報など。

問診のあとは、医師から次のような説明があるはずです。

- 受診の時点での診断
- 現在の状態
- 今後の治療方針と休息の必要性
- 必要な薬の種類と作用、副作用
- 今後、予想される病気の経過
- 生活上の注意点
- 次の来院日

不明な点があれば、理解できるまで何度でも確認しましょう。病気と治療に対する理解を深めることが、回復を確かにするための大切なポイントとなります。

なんらかの理由で主治医といい関係が結べなさそうだと感じたら、すぐに医療機関（治療者）を替えてしまうケースがみられます。しかし、初めからコミュニケーションを深めることは、そう簡単ではありません。医師を変更すると、治療の中断から症状の進行を招いたり、新たに医師との関係を構築しなければならなかったり、というデメリットもあることを覚えておいてください。

ただし、医師の説明が不十分だったり、処方された薬の量がやたらと多い、患者さん本人の医師に対する不信感が強いといった場合には、医師の変更を考慮する必要があるかもしれません。

◆患者さんの情報を整理しておく

受診の際に医師から尋ねられること（既往症、生活歴、家族歴、病気の経過）をメモに整理して持参する

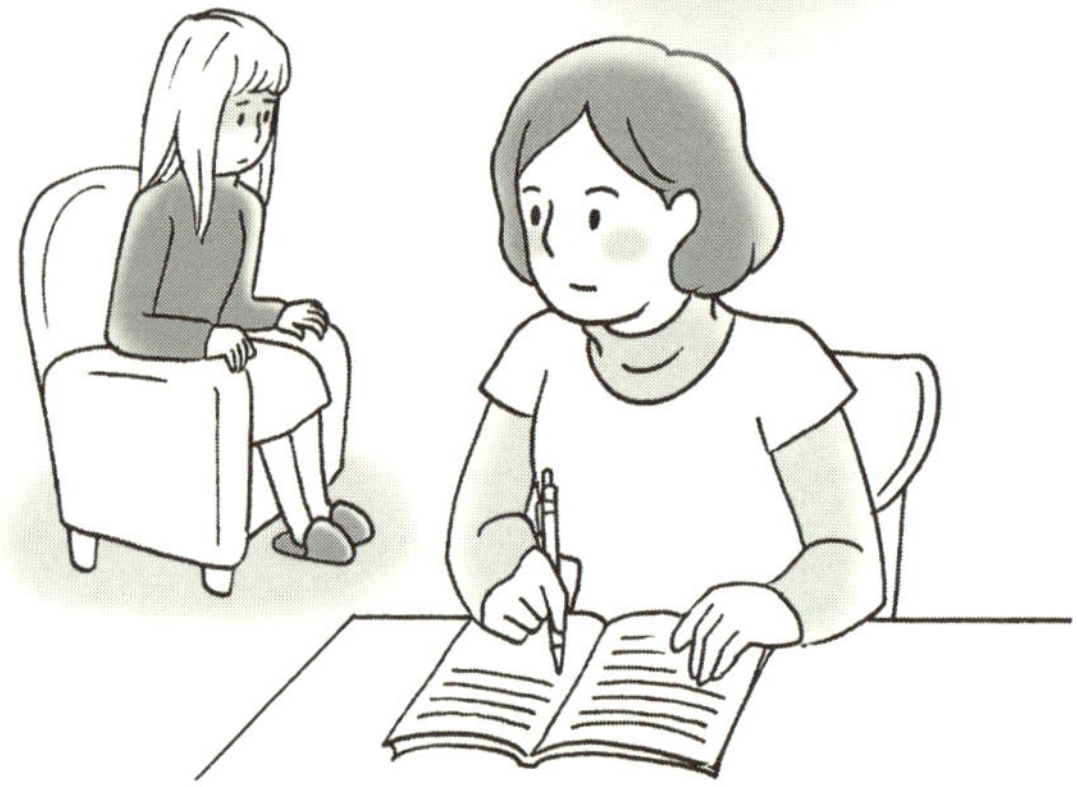

治療の開始と継続に欠かせない病名の告知

とくに急性期での受診の場合、患者さんは病識を欠いているケースがほとんどです。しかし、治療を開始し、継続していくためには、病気に対する理解が不可欠です。

そこで問題になるのが、患者さん本人に病名をどのように告げるのかということです。告知は主治医の責任で、医師から告げられるべきですが、一般論として、医師が患者さんに告知する場合のポイントを挙げてみましょう。

・初診時には告知されないケースも少なくない。また、家族に伝えても本人には伝えない

こともある。

- 混乱しているときには告げない。陽性症状が強く現れているときに病気の説明をすると、混乱に拍車がかかることがある。
- 告知のタイミングについては慎重に検討して決める。
- 信頼関係が構築されてから伝える。ある程度治療を継続したうえで、告知に踏み切るケースもある。
- 統合失調症が回復する病気であることを説明する。それといっしょに社会復帰に向けて治療を続けていく旨を伝える。

治療は外来での通院が基本

統合失調症の治療は、外来での通院治療が基本になります。もちろん、病状によっては、入院治療が必要となるケースもありますが、絶対的に入院のほうがベストだということではありません。

かつて統合失調症は、入院治療が中心でしたが、現在では〝脱施設〟という考え方に移行し、地域社会のなかでのリカバリー（回復）が主流になっているのです。

たしかに、入院治療では、24時間体制で患者さんをフォローできるという点など、さまざまなメリットがあります。ただし、入院は、患者さんにとっては環境の大きな変化でもあるので、一時的に病状が悪化するケースもみられます。

また、入院が長期にわたると生活機能がだんだんと失われ、社会復帰が遠くなるという問題もあります。

入院については、82ページでも説明しています。

再発の可能性と治療経過への理解

統合失調症は再発しやすい病気、慢性化しやすい病気だということを、しっかり理解しておくことが大切です。

また、治療に際して抗精神病薬の服薬は、症状の改善だけでなく再発予防のためにも必要であるという点も、きちんと知っておいてほしいのです。症状がなくなれば、社会復帰も十分に可能です。しかし、服薬を中断してしまうと、また同じ症状に苦しむことになりかねません。

加えて、統合失調症の治療には、とても時間がかかることも理解しておいてください。症状を抑え、脳の活動状態をコントロールしながら、ゆっくりと回復の道を歩んでいきます。

症状によっては社会生活に対する支障から、自分の思い描いていた将来を断念せざるを得ない状況もあるかもしれません。孤立感が強まり、治療に専念できずに無理を重ね、かえって病状を悪化させてしまうというケースもみられます。

病気であることを自覚し、病気と共存し、現実に則して回復の道を歩いていくことが、統合失調症の人とご家族には求められます。

家族の存在、役割はとても大きなポイント

統合失調症の治療に際して、ご家族の存在や

役割には大きなものがあります。

統合失調症と告げられると、患者さん自身はもちろん、ご家族にも混乱や強い不安が押し寄せることでしょう。子どもが統合失調症になった場合、親は「自分たちのせいではないか」と思い悩むかもしれません。こうした自責の念などの負の感情を解消するためには、物事を現実的に進めていくことが大切です。

まず、治療に適した生活環境をつくることを考えてみてください。といっても、何か特別なことをするわけではなく、日常的に患者さんへの対応に注意し、しっかりサポートしていくという心がけが大事です。生活環境が、再発率を左右するという報告もあります。

ご家族が統合失調症という病気を受け入れるのは、とてもたいへんなことだと思います。「なぜ、うちの子が……」といった衝撃、否認、怒りなど、さまざまな感情にとらわれ、ときには自分を責め、うつ状態を招くケースもあるでしょう。

ただ、患者さんの回復を少しでも早めるためにも、不安や怒り、自責、不満といったマイナスの感情を、そのまま患者さんに伝えないように努めてください。また、患者さんにあたたかく接し、冷静さを保つように心がけましょう。

そうはいっても、つい自分の感情が出てしまうこともあるでしょう。その原因の一つとして、家族だけでなんとかしようと抱え込んでしまうことがあります。そうならないために、医療機関や地域の社会福祉資源などを上手に利用してみましょう。

また、患者さんの病状に情緒的に強く反応しすぎて、自分も体調を崩してしまったり、患者さんを過剰に甘やかしたり、金品を惜しげもなく与えたりなど、ご家族が自分たちの生活を犠牲にする、患者さんの言動に対して、否定や批判、指導をするといった接し方にも陥りやすいのではないでしょうか。

このような対応も、ご家族にしてみればついとってしまうことといえるかもしれません。しかし、こうした行為は患者さんにとっても、介助するご家族にとってもマイナスになり、患者さんの回復を阻みかねないということも理解してください。一歩引いて冷静になることが大切です。

病気という現実をしっかりと受け止め、理解し、そのうえで患者さんの回復に希望を見出すことが、ご家族の次の作業になります。

統合失調症の症状から回復していく患者さんに寄り添い、一日一日を大切に考えてあげてください。

◆ 家族を支える医療機関、地域サービス

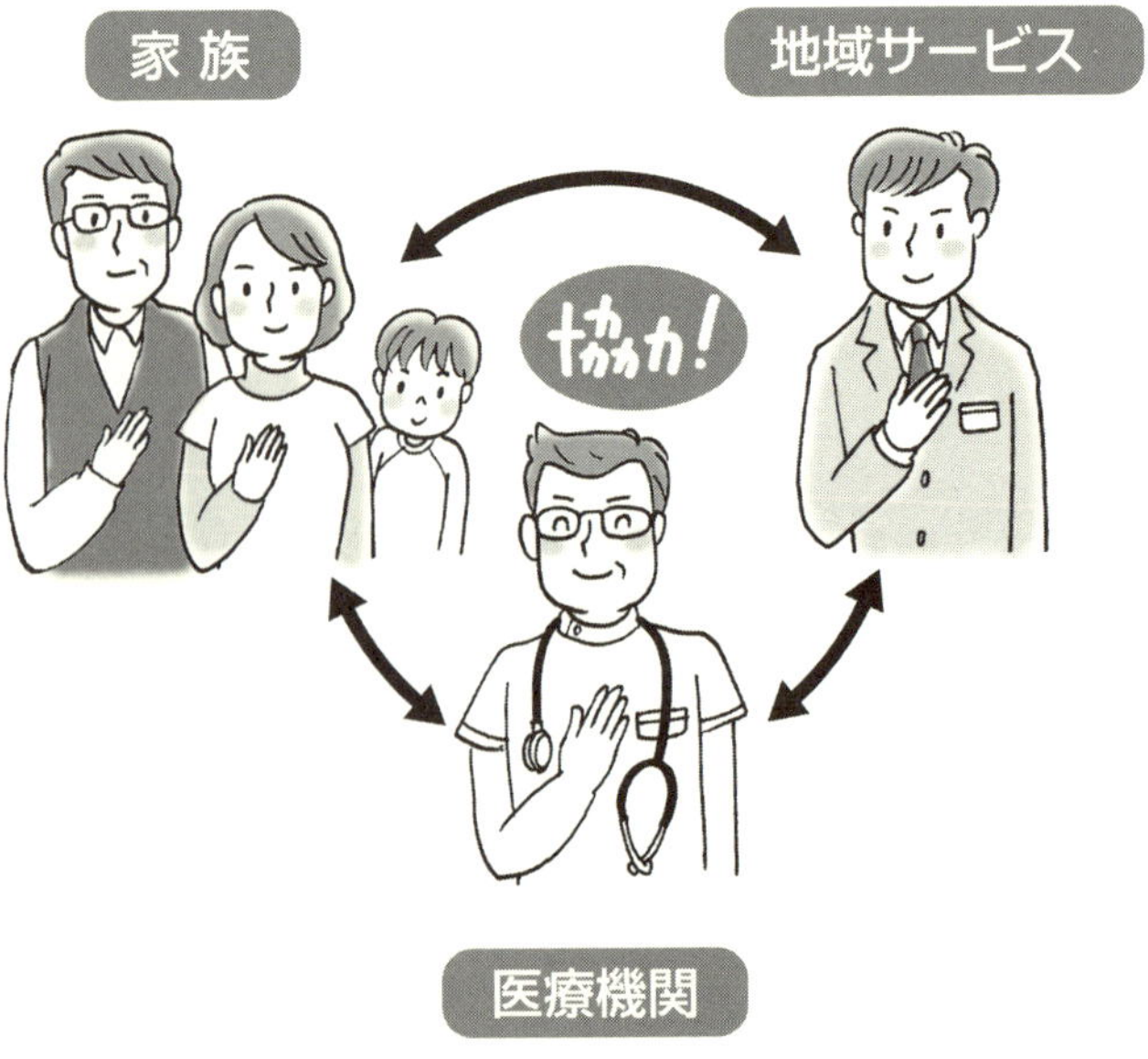

病期（段階）ごとの治療方針

経過には4つの段階がある

それでは、具体的に統合失調症の経過と、その治療方針をみていきましょう。

●前駆期

この時期に医療機関を受診するケースは少なく、また、統合失調症と診断することは困難です。ですから、治療の中心は定期的な経過観察と環境調整になります。

●急性期

幻覚、妄想、興奮や昏迷、緊張病症候群といった重い精神症状により、社会生活が著しく低下していきます。

急性期の治療の主眼は、抗精神病薬で激しい精神症状を抑え、社会機能の改善を図ることです。自傷・他害がある、また、そのおそれが強いケースでは、緊急になんらかの措置（入院など）を講ずる必要があります。

●休息期（消耗期）

患者さんにかかるストレスを最低限にとどめるように配慮します。再発・再燃予防のためのサポートも始められ、生活支援を行い、抗精神病薬の服薬は続けて回復状態を保ち続けられるようにしていきます。

急性期から寛解《かんかい》（症状が治まり病気がコント

ロールされている状態）に至るプロセスでは、急性期に消費したエネルギーを十分に補う必要があります。寛解のプロセスは、急性期よりもはるかに時間を要するのです。

●**回復期（安定期）**

社会生活機能やＱＯＬ（生活の質）の保持と向上を図ることが、治療の大きな目的となります。

入院が必要となるケースもある

病期にかかわらず、症状が軽度で病識もあり、治療にきちんと取り組んでいるケースでは、入院治療は必要としないでしょう。外来治療で十分に回復を目指すことが可能です。

一方、急性期で病状が激しいケースでは、入院治療が最善といえます。病識に欠けていて著しく治療を拒むとき、自殺の危険性が高いときなどは、緊急に入院が必要になります。

「精神病床の利用状況調査報告」（「今後の精神保健福祉のあり方等に関する検討会」平成20年9月）によると、〝精神病床に入院している統合失調症患者のなかで、近い将来に退院の可能性がない患者〟の退院できない主な理由（カッコ内は割合）は次のとおりです。

- 陽性症状（幻覚・妄想）が重度である（33％）
- セルフケア能力に著しい問題がある（33％）
- 迷惑行為を起こす可能性がある（9％）
- 治療・服薬への心理的抵抗が強い（6％）
- 他害行為の危険性が高い（5％）
- 自傷行為・自殺企図の危険性が高い（3％）

・薬の副作用などから大量の水分を摂取し、低ナトリウム血症（血液中のナトリウム濃度が低下）が引き起こされる水中毒（２％）

以上のような状況では、入院による治療を継続することが必要となります。

一方で、「施設症」という弊害が出てくることがあります。これは、ホスピタリズムともいわれるもので、精神疾患で入院している人の社会生活機能が、入院期間の長期化によって著しく低下し、退院して社会に戻るという意欲をすっかり失ってしまった状態を指します。

統合失調症では、治療を受けているにもかかわらず陽性症状や陰性症状があまり改善しないなどの理由で、入院が長期化するケースがあることを理解しておいてください。

精神保健福祉法による5つの入院形態

ここで入院形態のお話をしておきましょう。

現在の精神科医療における入院治療では、「急性期の治療」「回復期の治療（精神科療養病棟）」「認知症の治療」など、それぞれの専門治療が行われています。

急性期の入院期間は短縮傾向にあり、70％以上は３カ月以内という短期間で退院することが可能とされています。

本来、入院治療は、入院以外の治療手段では回復する見通しが立たない場合に選択されるものです。そして、症状が改善され、外来治療での対応で十分になれば、速やかに退院に移行するべきものです。

精神科医療における入院は、精神保健福祉法によって次の5つの形態に分類されています。

①任意入院（第22条の3）

自らの意思による入院。

②措置入院（第29条）

警察官などからの通報、届出などによって都道府県知事が精神保健指定医に診察をさせ、自傷他害のおそれがあると認めた場合に行う。

③緊急措置入院（第29条の2）

緊急を要し、措置入院にかかわる手続をとることができない場合に行う。

④医療保護入院（第33条）

精神保健指定医による診察の結果、精神障害者であり、かつ医療および保護のため入院の必要がある場合に、本人の同意がなくとも、保護者の同意に基づき行う。

⑤応急入院（第33条の4）

緊急を要し、保護者の同意を得ることができない場合において、精神保健指定医の診察の結果、ただちに入院させなければその者の医療および保護を図るうえで著しく支障があると認められた場合、本人および保護者の同意がない場合でも72時間に限り入院させることができる。

急性期で症状が激しかったり、不安定な状態のときは、やむをえず入院治療が選択されるのが現状ですが、しっかりとした治療の徹底により、退院までの期間は短縮化されてきています。

ご家族は、入院治療の意味を十分に理解し、疑問があれば主治医に説明を求めるなどして、患者さんにとってベストの治療環境を整えることを心がけてください。

統合失調症治療のための３つのキーワード

薬物療法とリハビリテーション、そして社会復帰

統合失調症の治療のポイントとして、３つのキーワードが挙げられます。それは、「薬物療法」「精神科リハビリテーション」「社会復帰（社会参加）」です。

●薬物療法

まず、薬物治療からお話ししていきましょう。

精神疾患（心の病気）を薬でコントロールすることに違和感をもつ人も、少なくないかもしれません。しかし、発症のメカニズムが明らか

◆治療の基本は薬物療法

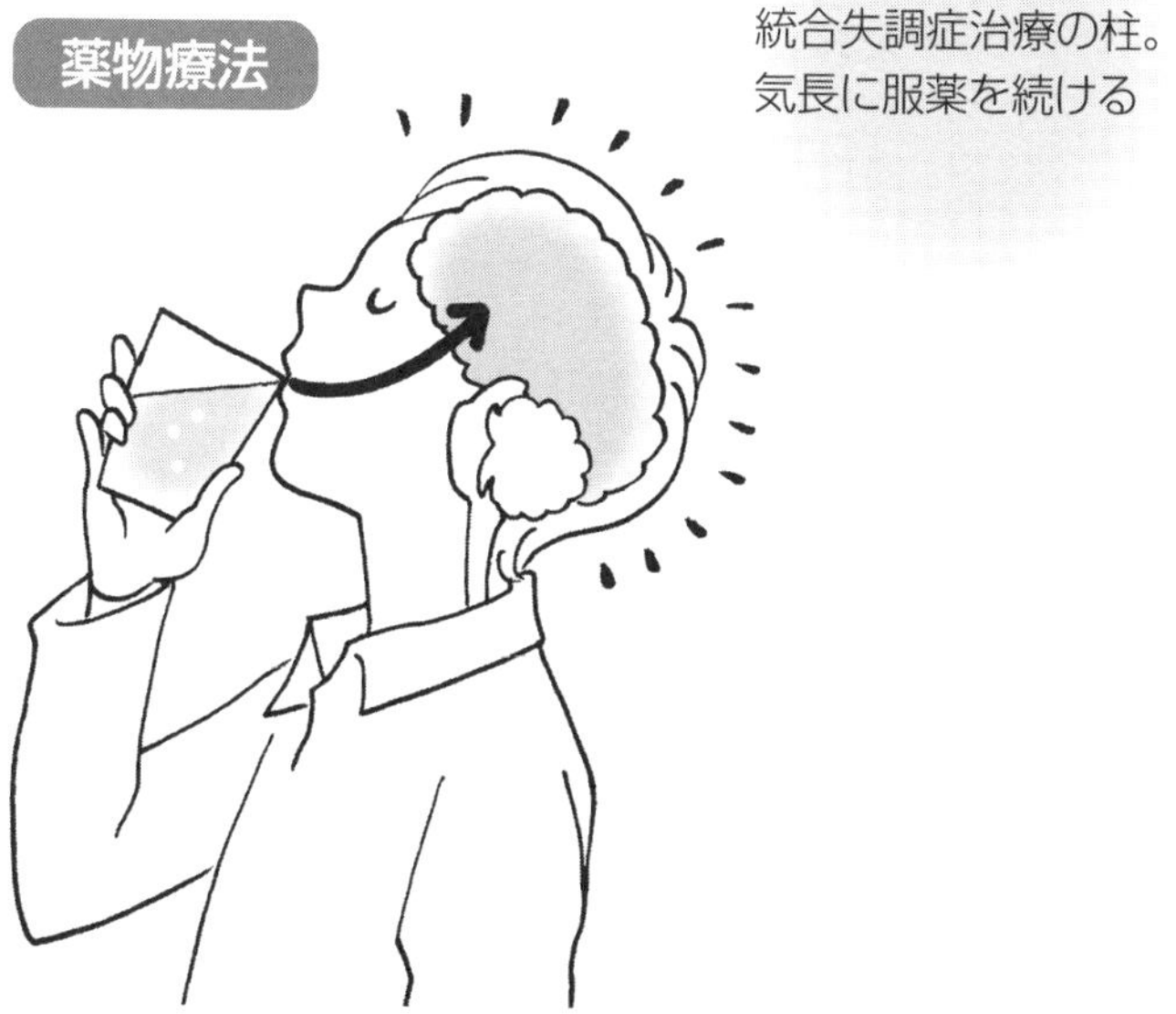

になるにつれ、統合失調症は脳の病気であり、一時的な不調によってさまざまな精神症状を招く症候群というとらえ方に変わりつつあります。つまり、統合失調症は身体疾患ともいえるのです。

身体の病気やけがに対して薬を用いることに、あまり抵抗はないでしょう。統合失調症の薬物療法も、身体疾患の治療と同様にとらえてください。

ただし、統合失調症における服薬は、長期にわたって続ける必要があります。なぜかというと、脳の一時的な不調は再発を繰り返すことがあり、抗精神病薬はそうした再発を予防する効果があるためです。

抗精神病薬については、88ページから詳しく解説します。

●精神科リハビリテーション

精神科リハビリテーションは、薬物療法とともに統合失調症治療の両輪を成しています。

精神科リハビリテーションには、コミュニケーション能力を高めたり、集中力や持続力を回復させるなど、さまざまな療法や訓練法があります。

精神科リハビリテーションの目的は、低下している脳の機能を活性化させて社会生活や日常生活の障害を克服し、意欲と希望を取り戻し、社会復帰をすることです。また、精神科リハビリテーションには、一人の人間としての全体的な回復ということも含まれています。つまり、統合失調症の人が病気によって被るさまざまな制約を解きほぐし、ＱＯＬ（生活の質）を向上させ、何より希望を失わないようにすることこそが、リハビリテーションの本質といえます。

●社会復帰（社会参加）

統合失調症では、よく「寛解《かんかい》」という表現を用います。寛解とは、症状が治まり病気がコントロールされている状態を指します。

寛解という表現には、再発のおそれがぬぐいきれない点も含まれているので、症状が治まったあとも抗精神病薬の予防的投与を続ける必要があります。

しかし、寛解によって社会復帰や社会参加が可能になるのですから、社会的治癒ともいえるでしょう。家庭生活に戻る、自活をする、もとの職場や仕事に復帰する、新たに就労をする、勉強を始める、資格をとるといった社会復帰、社会参加が、統合失調症からの回復（リカバリー）の大きな目標になるのです。

適切な治療を続け、リハビリテーションを行い、そして社会福祉資源も活用しながら、一歩一歩しっかりと進んでいきましょう。

◆社会復帰は大きな目標

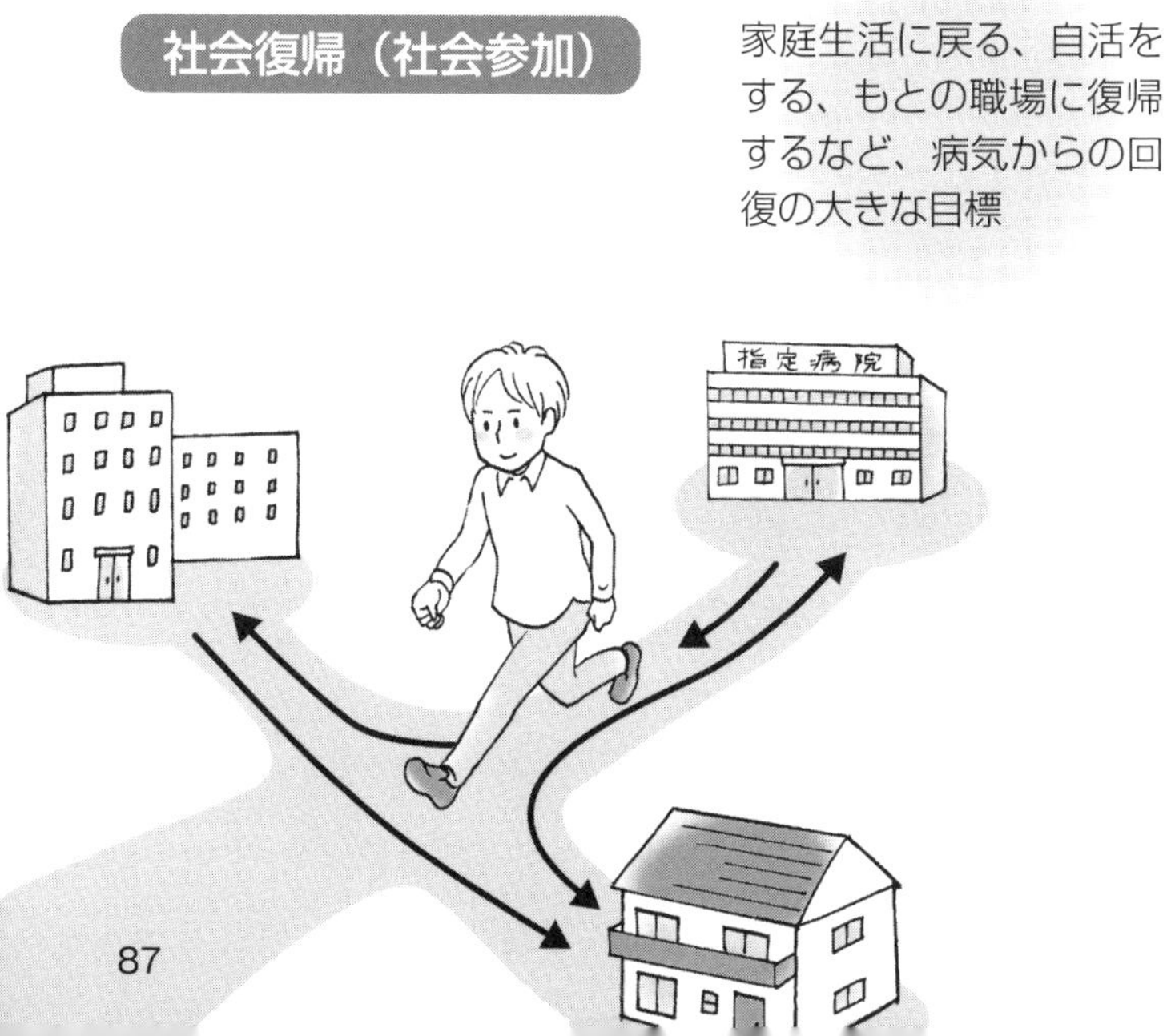

治療の基本は薬物療法

抗精神病薬の3つの作用

統合失調症の治療の柱となるのは薬物療法ですが、薬物療法の中心になるのが、〝抗精神病薬〟です。

抗精神病薬は、中枢神経系（脳・脊髄）に選択的に作用して、精神機能などに変化をもたらす「向精神薬」の一種です。向精神薬には、ほかに抗うつ薬、気分安定薬、抗不安薬、睡眠薬、抗てんかん薬、抗認知症薬などがあります。

抗精神病薬の作用は、大きく次の3つに分けられます。

①幻覚（41ページ）や妄想（45ページ）、自我障害（51ページ）などの陽性症状（38ページ）を改善させる抗精神病作用

②不安、不眠、興奮、衝動性を軽減させる鎮静催眠作用

③感情や意欲の障害などの陰性症状（39ページ）の改善を図る精神賦活《ふかつ》作用

再発予防の観点からも、抗精神病薬は長期間服用し続けることが求められます。症状が現れなくなっても、服薬については医師の指示をきちんと守るようにしてください。「薬で考えが強制的に変えられてしまう」というような心配

はありません。

コンプライアンスを守ることが回復の早道

コンプライアンスとは、「服薬遵守《ふくやくじゅんしゅ》」を意味し、患者さんが薬に対する正しい知識をもち、主治医の指示どおりにきちんと服薬することを指します。

副作用を体験すると、薬に対する不安感や不信感がつのり、規則正しい服薬が乱れがちになるケースも少なくありません。

しかし、副作用によってコンプライアンスが低下すると、病状の悪化、病気の再発を招くという結果になりかねません。

薬物療法は、統合失調症の治療においてたいへん重要な要素です。

主治医は患者さんのＱＯＬ（生活の質）をできるだけ低下させないように、そして、副作用を最低限に抑えるように工夫して薬の種類、用量、回数などを細かに決定します。それを自分で勝手に変更してしまうと、効果が得られなくなるばかりか、不利益が生じるリスクも高まります。

服薬中は、副作用に対する不安があったり、症状が治まっているにもかかわらず服薬を続けることへの不信などを抱くことがあるかもしれません。しかし、主治医の指示を守って服薬を続けていくことが、回復維持のポイントとなることを、ぜひ理解していただきたいと思います。

抗精神病薬の種類と働き

抗精神病薬は、とくに幻覚や妄想といった症状の改善に有効です。

抗精神病薬は、内服薬だけではありません。医療機関では、注射剤を用いることもあります。

急性期に激しい症状に見舞われて、内服薬を服用できない、あるいは内服薬の服用量では効果が不十分なとき、静脈内注射または筋肉内注射でハロペリドールやレボメプロマジンなどの抗精神病薬を投与します。できるだけ速やかに成分を吸収させ、症状の悪化をくい止め、鎮静化を図ることが目的です。

また、デポ剤という注射薬もあります。これは、体内での薬剤の吸収や分解速度を緩やかにしたもので、一度筋肉注射で投与すると効果が2～4週間ほど持続します。抗精神病薬の血中濃度を維持して治療効果を上げる方法です。

定型抗精神病薬と非定型抗精神病薬

化学構造の違いや、手足のふるえやからだのこわばりがみられる錐体外路《すいたいがいろ》症状（96ページ）という副作用の出現度などから、抗精神病薬は、従来型の〝定型抗精神病薬〟と第二世代以降の〝非定型抗精神病薬〟に大別されます。

●定型抗精神病薬

「統合失調症」「躁病」「境界性パーソナリティ障害」などの精神疾患の治療に用いられる抗精神病薬のなかで、早くから開発された第一世代の薬です。

幻覚や妄想などの症状を抑える効果はすぐれているのですが、のちに開発された非定型抗精神病薬と比べると陰性症状の改善効果は期待できません。また、錐体外路症状などの副作用を招く可能性が高くなります。

定型抗精神病薬には、次のような特徴があります。

- 脳のドーパミン受容体を遮断して活発化を抑えることで、陽性症状の改善に効果を現す。ただし、黒質《こくしつ》（中脳の一部を占める神経核）や下垂体の受容体も遮断してしまうことから、パーキンソン病のような症状が現れる〝パーキンソニズム〟（96ページ）といった副作用が生じる。
- 定型抗精神病薬は、高力価抗精神病薬と低力価抗精神病薬に分けられる。力価とは抗精神病作用の強さを指し、高力価抗精神病薬にはハロペリドールなど、低力価抗精神病薬にはクロルプロマジンなどがある。

●非定型抗精神病薬

第二世代以降の抗精神病薬です。陽性症状に有効で、慢性期における陰性症状にも効果があるとされます。

脳の前頭葉（前頭前野皮質：脳全体を制御している部位）のドーパミンの働きを活性化させることで、陰性症状を抑えると考えられます。定型抗精神病薬でみられる錐体外路症状などの副作用が少なく、現在、統合失調症治療の第一選択薬となっています。

２０１１年に登場したパリペリドンは、成分を体内で徐々に放出していく徐放剤タイプで、

◆抗精神病薬が作用する部位

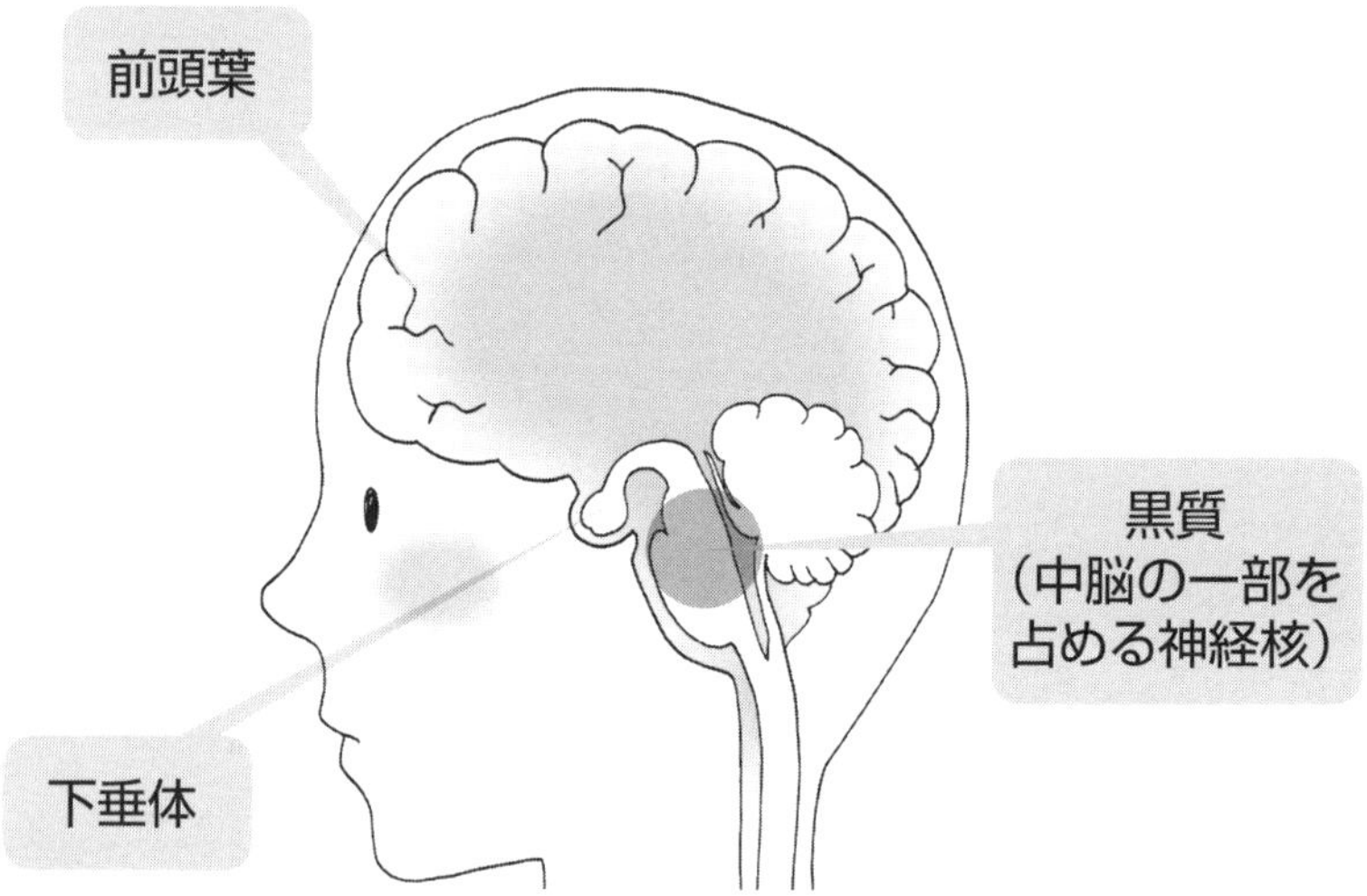

1日1回の服用で24時間にわたって効果が得られます。

クロザピンは、ほかの治療薬で効果がみられない、〝治療抵抗性〟の患者さんに効果があるとされている薬剤です。白血球が減少する深刻な副作用があるため、血液内科と連携した精神科でしか処方が許可されていません。また、講習を受けて免許を得た精神科医しかクロザピンを処方することができません。さまざまな治療で効果がみられない場合に、最後の切り札として使用される場合があります。

単剤療法と多剤療法

かつて日本における統合失調症の薬物療法では、たくさんの種類の薬を多量に投与する「多

◆ 統合失調症の治療薬

●定型抗精神病薬

フェノチアジン系抗精神病薬

クロルプロマジン、レボメプロマジン、チオリダジン、
フルフェナジン、プロペリシアジン、ペルフェナジン

ブチロフェノン系抗精神病薬
ハロペリドール、ブロムペリドール、チミペロン、スピペロン、
ピモジド

ベンズアミド系抗精神病薬
スルピリド、スルトプリド、ネモナプリド

インドール系抗精神病薬
オキシペルチン

その他
ゾテピン、サプラミン、クロカプラミン

●非定型抗精神病薬

SDA（セロトニン・ドーパミン拮抗薬）

リスペリドン（商品名：リスパダール）、ペロスピロン（商品名：ルーラン）、
クエチアピン（商品名：セロクエル）、パリペリドン（商品名：インヴェガ）

DSA（ドーパミン・セロトニン拮抗薬）
ブロナンセリン（商品名：ロナセン）、

MARTA（多元受容体標的化抗精神病薬）
オランザピン（商品名：ジプレキサ）

DSS（ドーパミン系安定薬）
アリピプラゾール（商品名：エビリファイ）

ベンゾジアゼピン系抗精神病薬
クロザピン（商品名：クロザリル）

剤併用大量療法」が主流でした。ともすれば〝薬漬け〟との批判を受け、精神科医療に対するマイナスのイメージの一要因になっていたかもしれません。

多剤併用とは、2種類以上の抗精神病薬を処方することをいいます。もちろん、2種類以上の薬が必要な病状もありますが、問題は薬理的特性が同じような薬を2剤以上併用しているケースです。また、不眠、焦燥、幻聴というように、一つひとつの症状に対応して薬が処方されているケースも問題です。

多剤を併用すると、結果的に総投与量が増えて大量投与となりがちです。そのことによって副作用を招きやすくなり、副作用が現れたら、それに対処するための薬を処方するといった悪循環に陥りかねません。服用している薬が増えると、患者さんのコンプライアンス（89ページ）は乱れがちになります。

そうした点からも単剤投与への切り替えは、たいへん重要といえるでしょう。

現在の薬物療法は、抗ドーパミン作用と抗セロトニン作用を併せもった新しいタイプの非定型抗精神病薬を上手に用い、できるだけ単剤を適量に抑える方法が主流となっています。まず、1種類の非定型抗精神病薬を少量の投与から始めて、徐々に増量しながら観察していきます。

多剤併用大量投与に陥らないよう、患者さん本人もご家族も薬の効果と副作用を把握して、服用量をチェックし、疑問があればすぐ医師や薬剤師、医療スタッフに尋ねるようにしましょう。

単剤療法で用いられる補助薬

かつて統合失調症の治療は、急性期の激しい症状を鎮静化させることが大きな目的でした。

現在は、社会生活機能の回復や、社会復帰までを視野に入れた治療に変わり、薬物療法においても単剤適量投与が進み、必要に応じて補助的に〝抗不安薬〟や〝抗うつ薬〟などを併用する方法がとられるようになっています。

抗不安薬、抗うつ薬は、次のような薬剤です。

抗不安薬

ジアゼパムという薬が代表的です。不安障害をはじめ、さまざまな病気に伴う不安や緊張、抑うつ、興奮、不眠、せん妄、アルコール離脱症状などの改善に用いられる向精神薬です。

抗うつ薬

三環系、四環系、ＳＳＲＩ（選択的セロトニン再取り込み阻害薬）、ＳＮＲＩ（セロトニン・ノルアドレナリン再取り込み阻害薬）などの種類があります。脳内のノルアドレナリン、セロトニンの増加を図り、抑うつ気分を軽減させます。

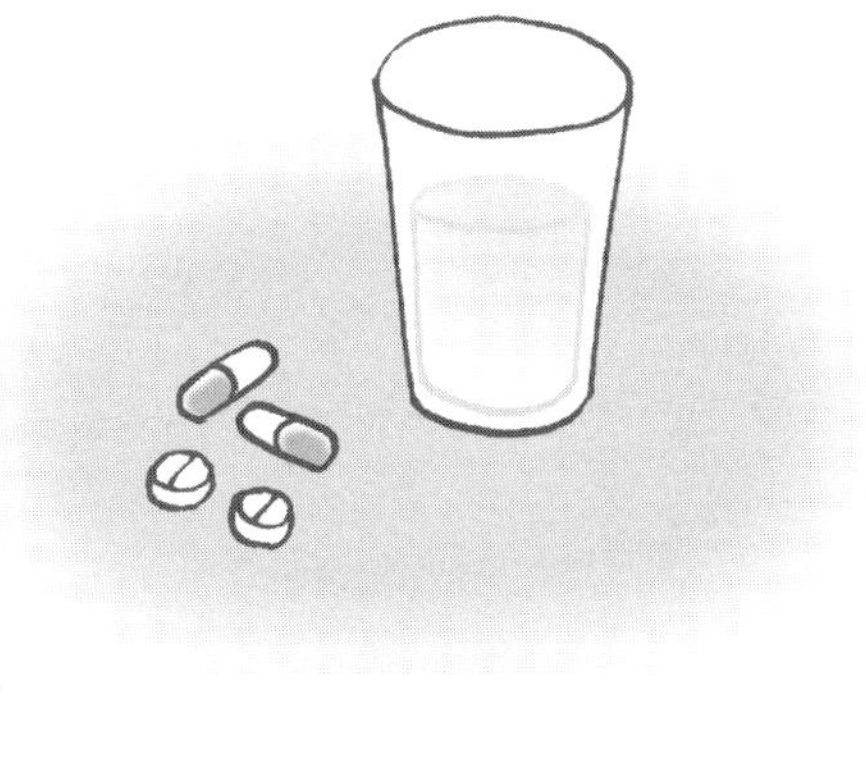

抗精神病薬の副作用

抗精神病薬で現れやすい副作用

激しい陽性症状（38ページ）の鎮静化に効果的な〝定型抗精神病薬〟ですが、とくにハロペリドールなどでは、服用を続けていると「錐体《すいたい》外路症状《がいろしょうじょう》」といわれる副作用が現れやすくなります。また、「抗コリン性自律神経症状」や、まれにですが「薬物アレルギー」などがみられるケースもあります。

次にそれぞれの副作用をみていきましょう。

錐体外路症状

錐体外路症状には、以下のようなものがあります。

パーキンソニズム

手のふるえ、筋肉の硬直、よだれなどが現れる。

急性ジストニー

眼球が上を向く、舌が突出する、首が傾斜する、ものを飲み込みにくいといった症状がみられる。

アカシジア

自覚的には手足がムズムズする感じがしたり、じっと座っていると身の置き所がないという感じがして、足を絶えず落ち着きなく動かすようになる。

◆抗精神病薬の主な副作用①

抗コリン性自律神経症状

・口の中の渇き
・便秘
・起立性低血圧
・失神
・尿閉
など

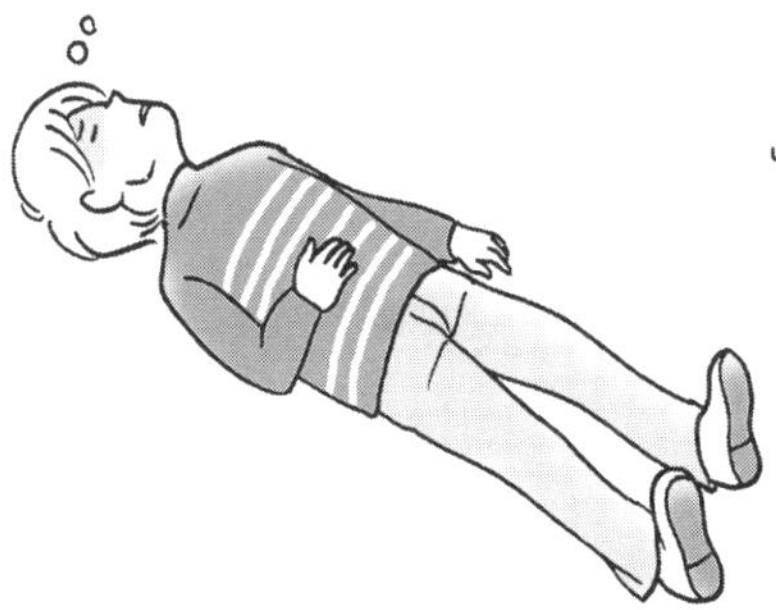

錐体外路症状

・手のふるえ
・筋肉の硬直
・眼球が上を向く
・手足がムズムズする感じがする
など

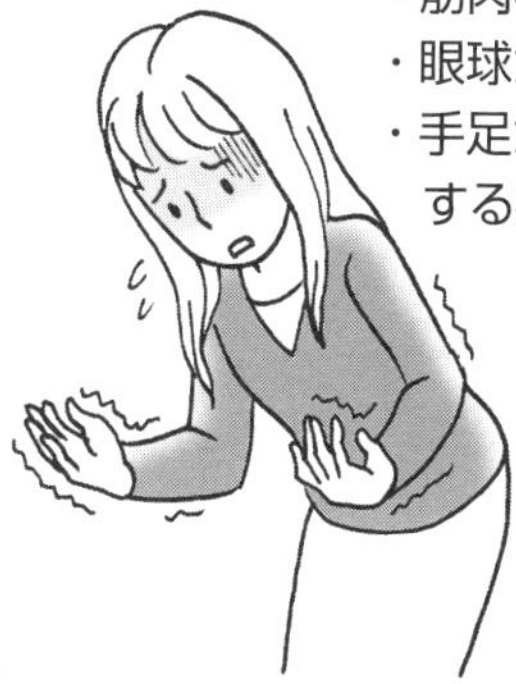

錐体外路症状に対しては、抗パーキンソン病薬を併用することで症状の改善が図れます。

●抗コリン性自律神経症状

口の中の渇き、便秘などのほか、急に立ち上がったり、長時間立ち続けていると、立ちくらみやめまいなどを起こす起立性低血圧症、失神、尿閉などが現れることがあります。このような副作用に対しては、抗ヒスタミン薬などを用いて対処します。

●薬物アレルギー

まれに生じる副作用で、全身のかゆみや発《はっ》疹《しん》、肝障害、白血球減少などが生じます。ごくまれにですが、悪性症候群（突然の高熱、発汗、筋肉の萎縮、意識障害）が引き起こされるケースもあります。

◆抗精神病薬の主な副作用②

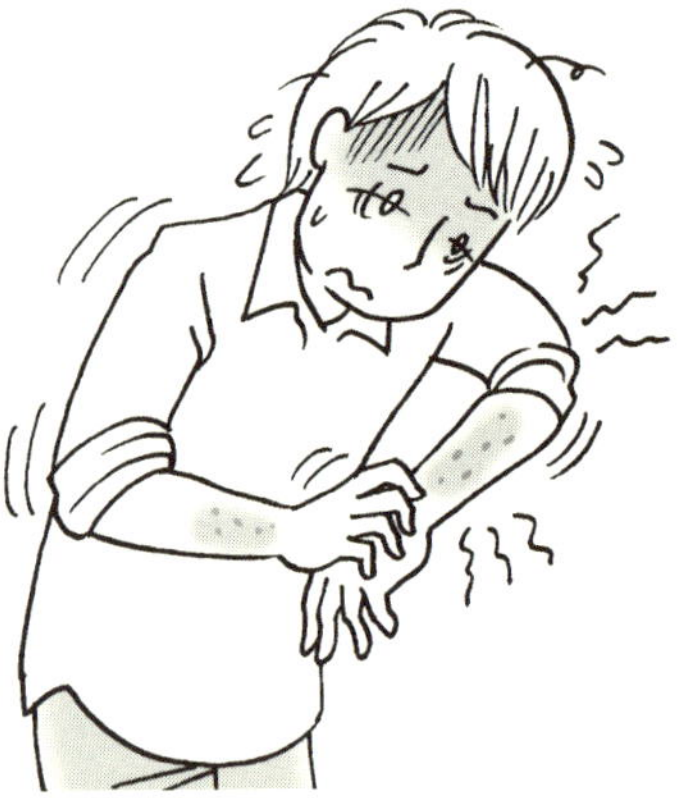

薬物アレルギー

まれに生じる副作用で
・全身のかゆみや発疹
・肝障害
・白血球減少
など

薬物アレルギーの場合には、速やかに主治医の診察を受け、服薬を中断してほかの薬に変更する、あるいは服用量を減らすといった対処をして、アレルギー症状に対する治療を行います。

〝非定型抗精神病薬〟の場合、長期間にわたって服用し続けることを前提に開発されているので、定型抗精神病薬に比べると錐体外路症状の出現率は低く、全体的に副作用は少ないといわれています。

ただし、非定型抗精神病薬の服用によって、血糖値の上昇（2型糖尿病の発症）や体重増加などがみられるという指摘があります。主治医に日常生活での留意点についてよく聞き、注意するよう心がけてください。

抗精神病薬に補助薬を併用する場合、薬どうしの相互作用が悪影響を及ぼすケースがあるので、とくに多剤併用の場合では、定期的に薬の血中濃度を測定しておくことが必要です。

併用薬が抗精神病薬の代謝を遅らせて血中濃度の上昇を招き、副作用を招いているケース、抗精神病薬の効き目を低下させているケースなどもあります。

薬に対する正しい知識を身につけることが重要です。疑問があれば、主治医に説明を求めるようにしましょう。

重い副作用が起こった場合

まれに引き起こされる薬物アレルギー、高熱や発汗、頻脈《ひんみゃく》などの悪性症候群は、死亡例も報告されている重大な副作用ですが、次のようなケースで現れやすいとされます。

- 急性期の強い幻覚・妄想や精神運動興奮状態を鎮めるため、抗精神病薬の大量投与が行われたとき
- 錐体外路症状の一つであるパーキンソニズムなどに対して用いられる抗コリン性抗パーキンソン病薬の服用を急に中断したとき

また、長期間にわたって抗精神病薬を服用していた人が、なんらかの理由で身体的に衰弱しているようなケースでも起こることがあります。

対処法としては、筋弛緩薬やドーパミン受容体刺激薬の投与があります。

副作用の発現については個人差が大きいの

◆副作用を抑える服薬の知識

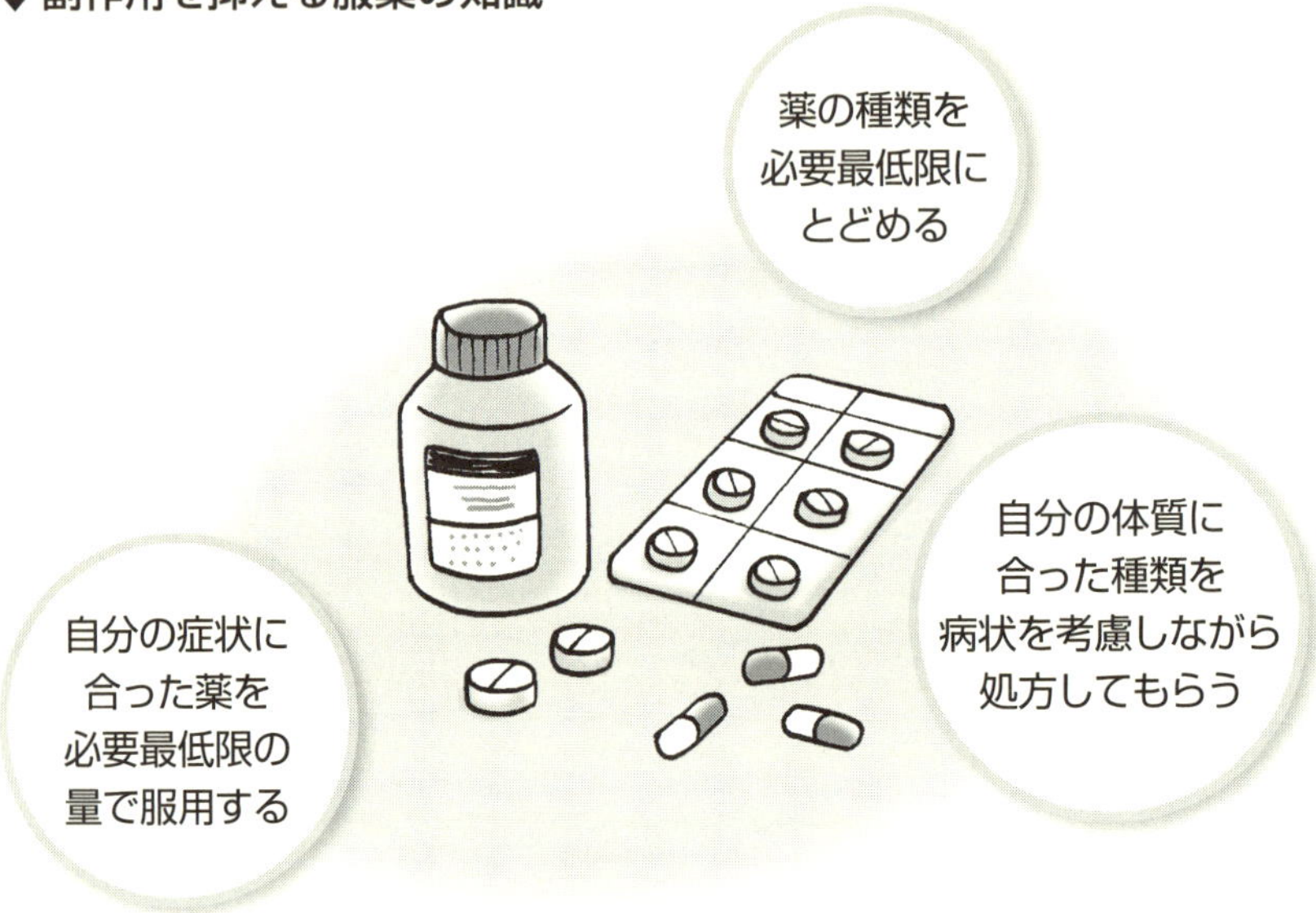

ですが、できるだけ副作用を出にくくするために、次のポイントに留意しましょう。

①薬の種類を必要最低限にとどめ、多剤が必要ならば薬物間の相互作用のない併用薬を選択する

②自分の症状に合った薬を、必要最低限の量で服用する

③自分の体質に合った薬の種類を、病状を考慮しながら処方してもらう

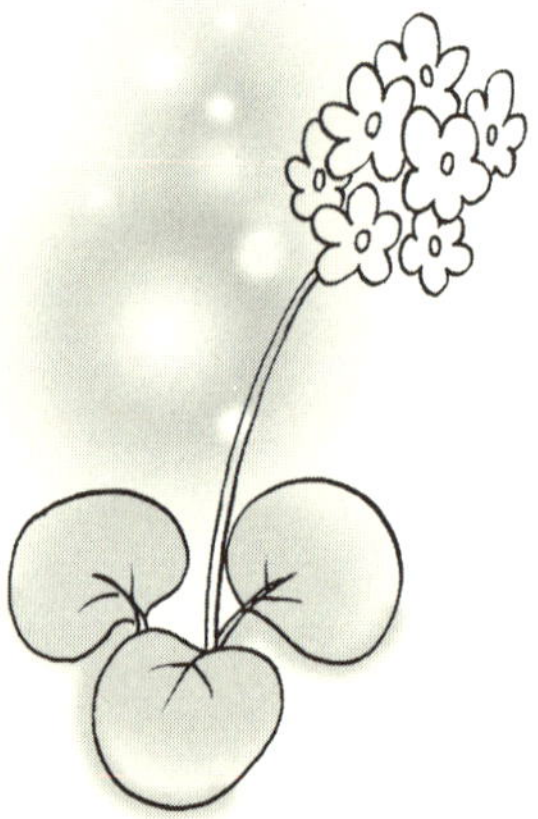

再発・再燃予防のためのポイント

抗精神病薬の再発予防効果

抗精神病薬は、症状が治まったあとも服薬を続けることで、再発・再燃を予防する効果があります。

強い症状が治まったあとも服薬を続ける薬物療法を、「維持療法」といいます。

抗精神病薬の服用をやめたからといって、すぐに再発するわけではありません。服薬を中止しても、しばらくは回復状態が続くことが多いので、「薬は必要ないのでは……」と思ってしまう人もいます。

しかし、自己判断は禁物です。再発のリスクを軽減するための服薬に切り替え、主治医の指示どおりに続けることが大事です。

何か大きなストレスがかかって再発した場合でも、服薬を続けていると症状が軽くてすみます。

また、服薬を続けることで、統合失調症という病気が軽症化していくともいわれます。

一定期間、精神状態の安定が続くと、薬剤の減量や中止が検討されます。そこは主治医の判断にゆだねられるのですが、一つの目安として、初発のケースで5年間といわれています。

無けいれん通電療法（m-ECT）

統合失調症の場合、薬物療法では効果が不十分な場合に、無けいれん通電療法が検討されることがあります。

全身麻酔下で、侵襲性の低いパルス波を用いて行う通電療法の一つです。治療は、麻酔下で行われます。

また、筋弛緩剤によって全身のけいれんを防いで、両こめかみの電極から電気刺激を10秒間程度与えます。

重症のうつ病、緊張型の統合失調症、自殺の危険性がかなり高い人、妊婦のうつ病などに適応します。

◆無けいれん通電療法

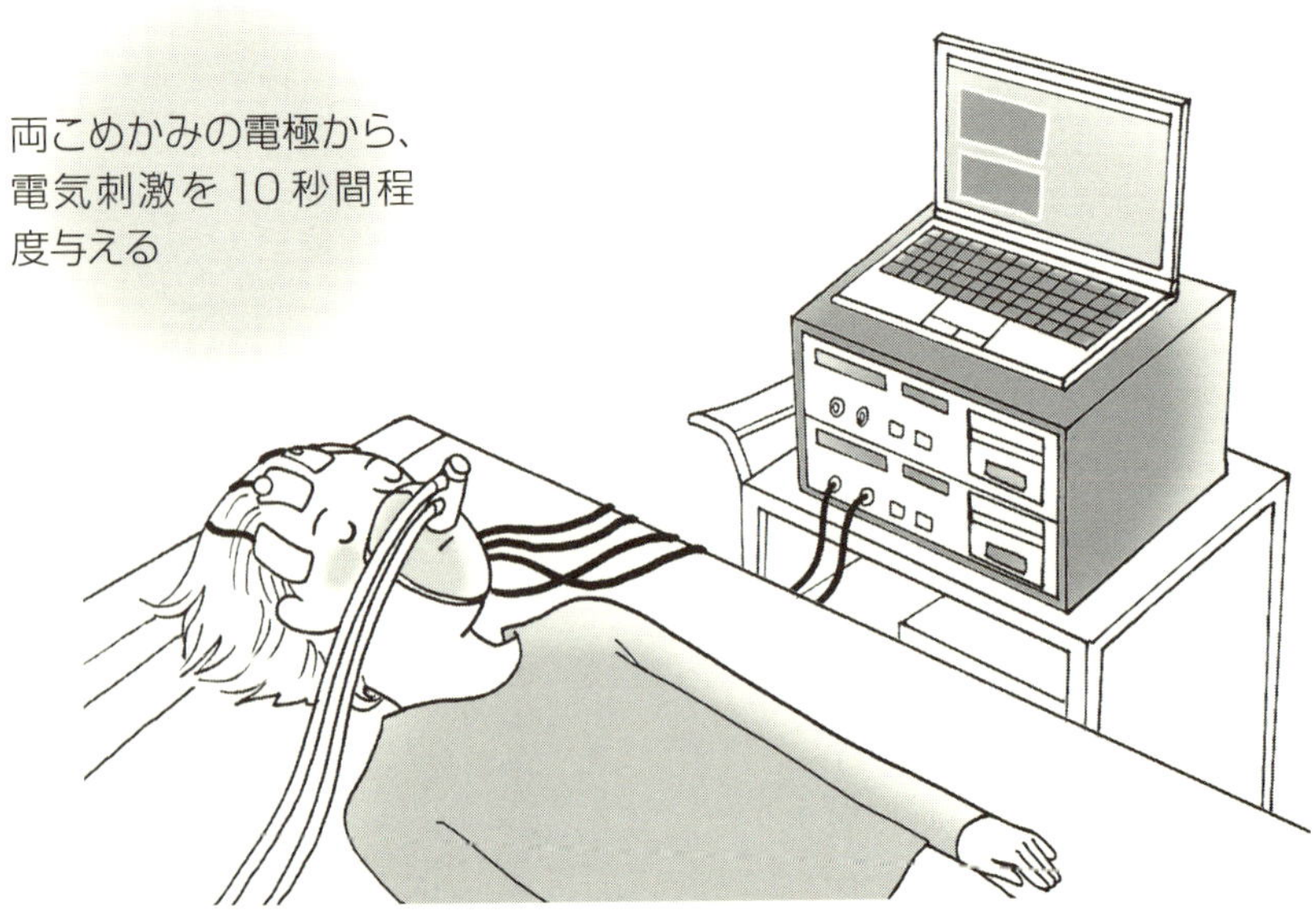

心理的治療法について

精神科で一般的に行われている心理的交流を基盤に行う治療法

心理的治療法は、「精神療法」ともいわれ、患者さんと治療者との間に生じる心理的交流をベースにして、患者さんの精神活動に変化をもたらす治療法です。

言葉を介するものもあれば介さないものもあります。また、個人に行うもの、集団で行うものなど、さまざまなパターンがあります。主な精神療法を紹介します。

支持療法

あらゆる心理的治療法の基本となるものです。

何か特別な手法をとるわけではありません。治療者が患者さんの存在を受容し、寄り添い、適切な助言によって安心を与え、希望を失うことのないように励まし続けていきます。つまり初診の面談も、支持療法という治療をしていることになります。

患者さんの周囲の人にも働きかけ、おかれている立場や心理に対する理解を求め、家庭や職場などの環境を調整していきます。

統合失調症の人は、不安やあせりが強く、心

◆支持療法

患者さんに寄り添い、安心を与え、希望を失うことのないように励まし続ける治療法

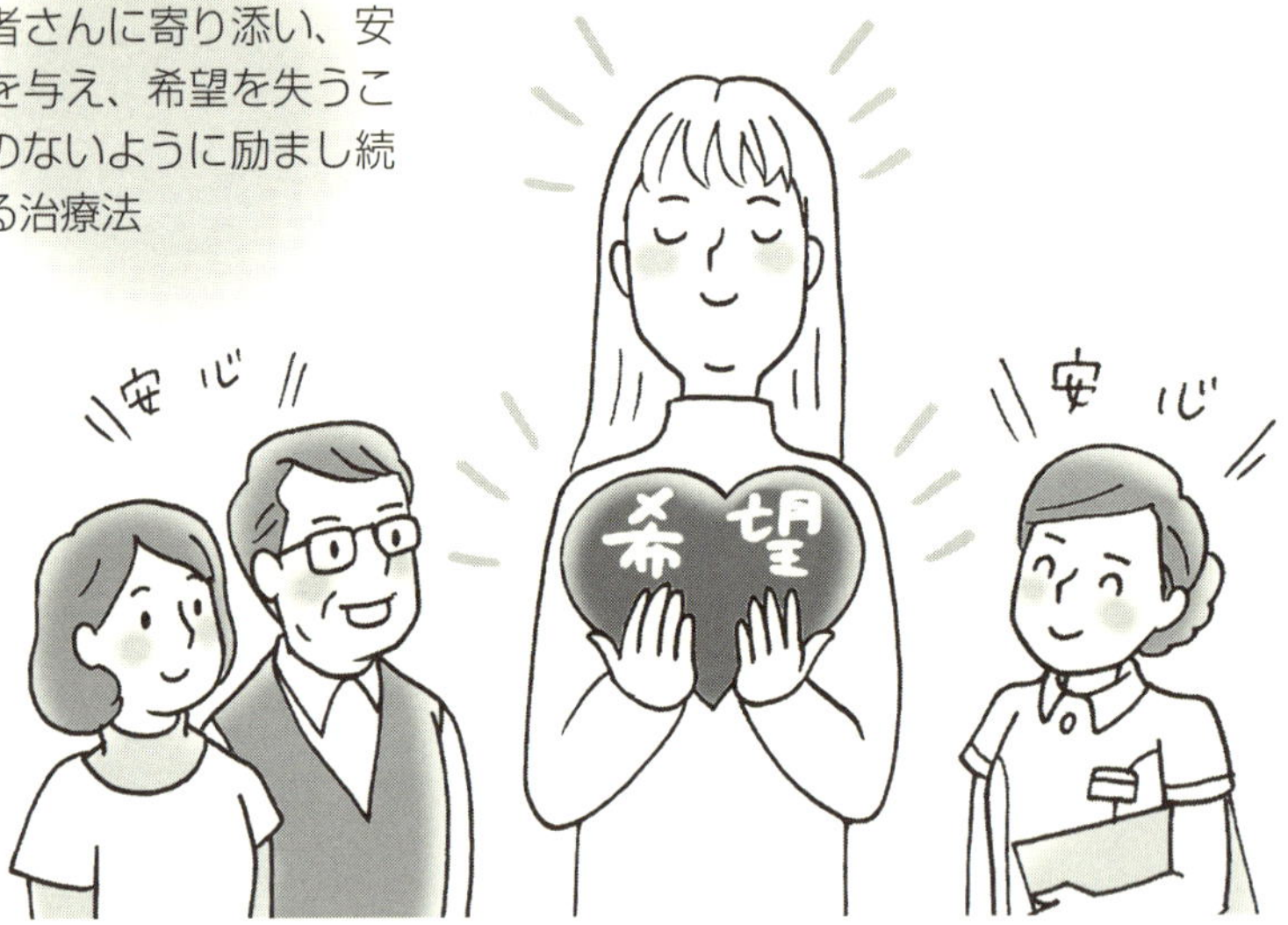

がくじけやすくなっています。また、自分本位とみられるような考えにとらわれたり、引け目や自責、被害感にとらわれやすくなっています。治療者は、つらくても生きる勇気を与え、その人が本来もっている心の働きを取り戻すことができるように働きかけます。

治療者の働きかけといいましたが、支持療法ではご家族も治療者の一人です。主治医とよく話し合い、患者さんの苦しみを理解し、ともに治療を進めていってほしいと思います。

●表現療法

患者さんが抱えている不安や恐れ、愛憎などを、なんらかの表現方法で外へ出す治療法です。せき止められていた感情を表に解放することが、回復への一助となります。表現療法には、催眠を用いて自己の内面に向き合い、本来の自

分を再発見する〝催眠療法〟、絵画や陶芸などで自由に自己表現をしていく〝芸術療法〟、劇を演じさせることで患者さんの本来の心を表現させる〝心理劇〟などがあります。

●洞察《どうさつ》療法

患者さん自身が病気の成り立ちやしくみを理解し、人生に対する見方を変え、別の生き方を選んでいく治療法です。

患者さんの心に浮かんだ一連の連想から心の奥底を分析していく〝精神分析療法〟、患者さんの個性を自由に表現させながら、周囲と健康的にかかわるようにする〝交流分析〟、生きる意味や自己存在の意義を見いだせるよう援助する〝ロゴセラピー〟、不安や苦悩を受容することと生きる欲望の発揮を重視する〝森田療法〟などがあります。

◆洞察療法

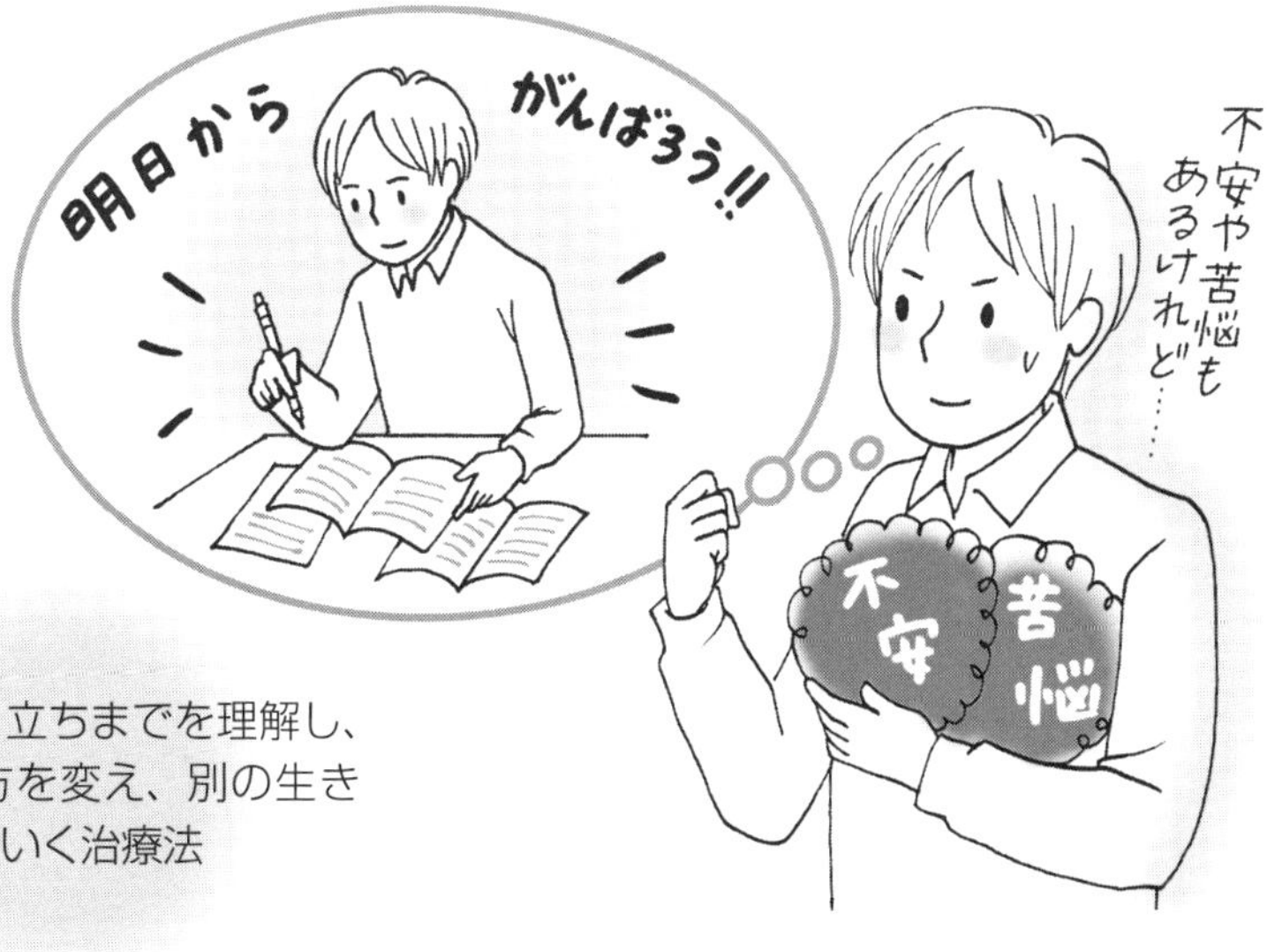

病気の成り立ちまでを理解し、人生の見方を変え、別の生き方を選んでいく治療法

●訓練療法

自分の考え方の傾向を理解し、よい方向に変えていく訓練療法には、自己暗示によって緊張を取り除き心身を好ましい状態にする〝自律訓練法〟、思考や行動のゆがみを是正し、精神活動

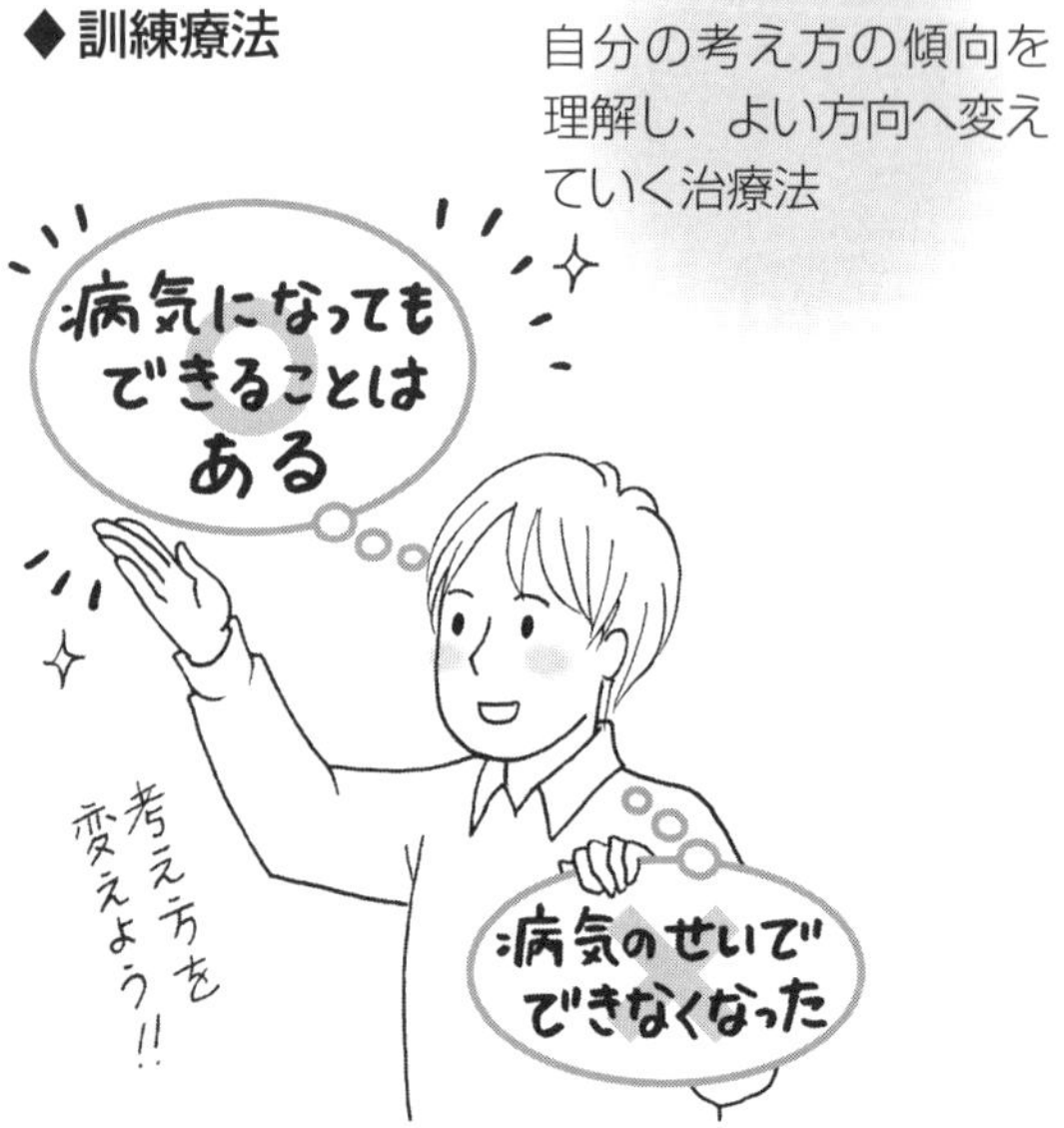
◆訓練療法
自分の考え方の傾向を理解し、よい方向へ変えていく治療法
病気になってもできることはある
病気のせいでできなくなった
考え方を変えよう!!

のバランスを取り戻していく〝認知行動療法〟などがあります。

こうした精神療法のなかで、統合失調症の治療に主に用いられるのは、支持療法と芸術療法、認知行動療法などです。

支持療法については、すでに詳しく説明したので、芸術療法と認知行動療法についてお話しておきましょう。

●芸術療法

アートセラピーともいわれ、絵画、陶芸、音楽、コラージュ、詩歌、書道、造形、箱庭など、さまざまな創作活動が用いられます。作ったものの分析をしたり、上達することが目的ではありません。自由に自己表現をしていくなかで、自分の内面と対話し、感情にふれていく非言語的療法です。

●認知行動療法

思考や行動に働きかけて、そのゆがみを是正し、精神活動のバランスを取り戻していく精神療法です。問題解決能力を高め、ストレスにうまく対応できるようにしていくためのトレーニングといえます。

もともとうつ病や不安障害の人に対する治療法として発展してきましたが、統合失調症の人にも効果があることが実証されています。

具体的な方法を簡単に説明しておきましょう。医師が面接という形で進めていきます。

①患者さんの悩み、問題点、長所、得意なことなどを話し合って治療方針を立てます

②行動的技法を用いて生活リズムをつくっていきます。活動内容を次の3つに分類します

・日常的に行う決まった活動
・優先的に行う必要のある活動
・楽しめる活動ややりがいのある活動

このような分類に優先順位をつけて、行動を活性化していきます。楽しめる活動ややりがいのある活動を増やしていくことは効果的です。

③すぐに浮かぶ考え（自動思考）に焦点をあて、検証を行い、物事に対する考え方の偏《かたよ》りを修正し、認知のゆがみを是正します

定型的な認知行動療法はさまざまにアレンジされ、精神保健福祉の現場だけでなく、司法や教育の分野などでも活用されるようになっています。

社会生活への適応を取り戻していくために

日常生活や社会適応を訓練する作業療法

ここでは、精神科リハビリテーションの一環として行われる「作業療法」と「社会生活技能訓練（ＳＳＴ）」についてお話ししましょう。

作業療法とは、心身に障害のある人に対して本来もっている機能の回復を図り、維持するための作業活動を通した訓練をいいます。

作業療法では、〝目的をもった作業や行動が、その人の健康的な生活を促進する〟という視点に立っています。主治医の指示で、作業療法士によって起床、食事、排せつなどの日常生活動作（応用的動作能力）や、日常生活や社会生活を送るための能力（社会的適応能力）の回復を図ります。具体的には、レクリエーション、室内・外での作業を通じて仕事における集中力や持続力、作業能力の回復を目指します。

精神状態の安定、対人関係の改善なども、作業療法によって高めることが可能です。

重度の人にとっての作業療法は、次のような役割をもっています。

- 残存する力を引き出す場の提供。
- 社会と接点をもつ機会を可能なかぎり提供。
- 身体能力の維持と向上。

◆日常生活や社会適応のための訓練

作業療法

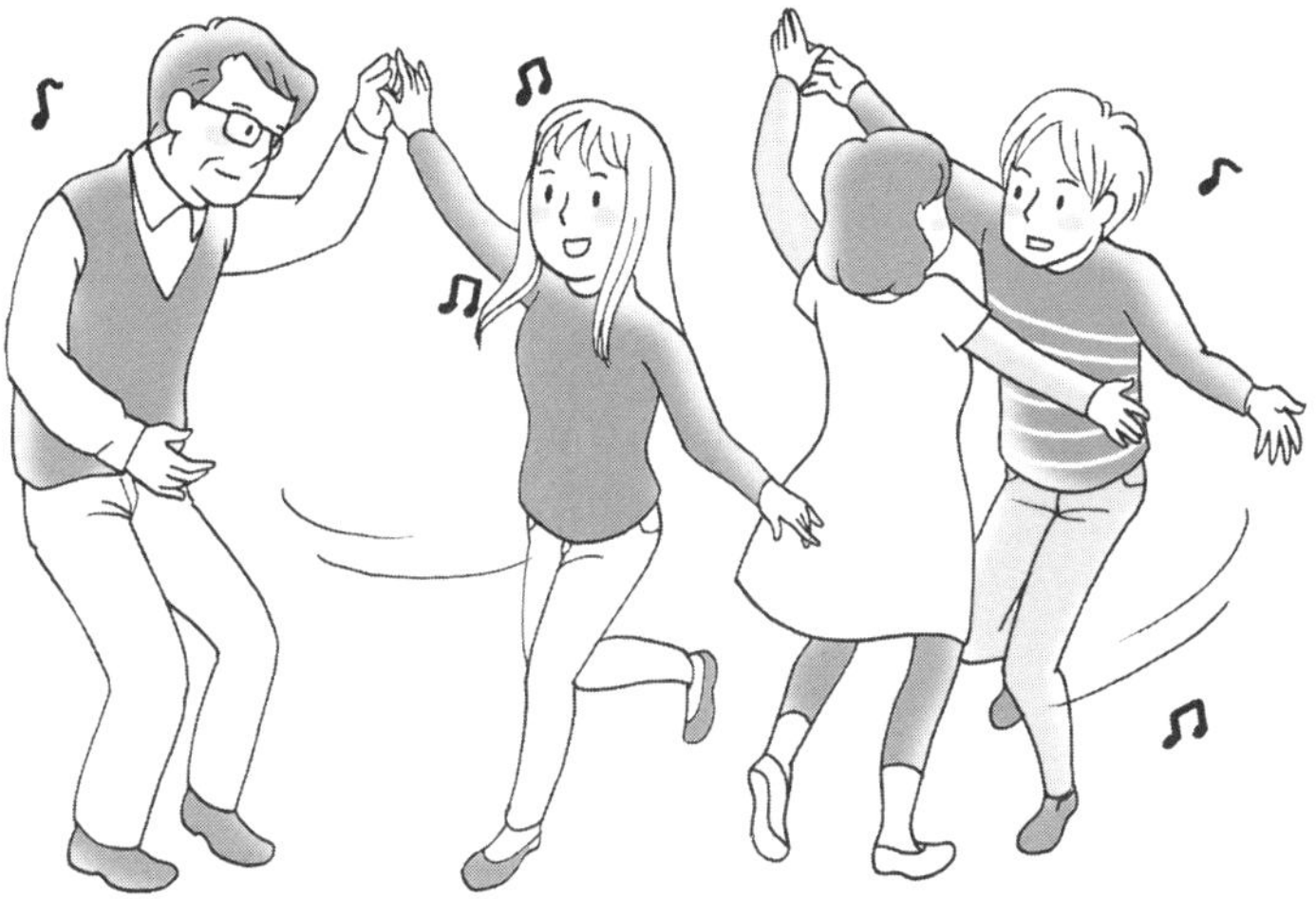

・患者さんとご家族の交流。
・当事者どうしの交流。

認知行動療法の原理を利用した社会生活技能訓練（ＳＳＴ）

何回もふれましたが、統合失調症では、陰性症状が現れると日常生活や社会生活での適切な会話、行動、作業などがとりづらくなります。

そこで、社会生活技能訓練（ＳＳＴ）を行います。これは、社会生活を送っていくうえで必要な対人的技能（コミュニケーションスキル）を身につけるためのトレーニングです。集団でロールプレイ（役割演技）を行い、主に行動面の改善を図っていきます。

ロールプレイは、次のように進められます。

◆ロールプレイの例

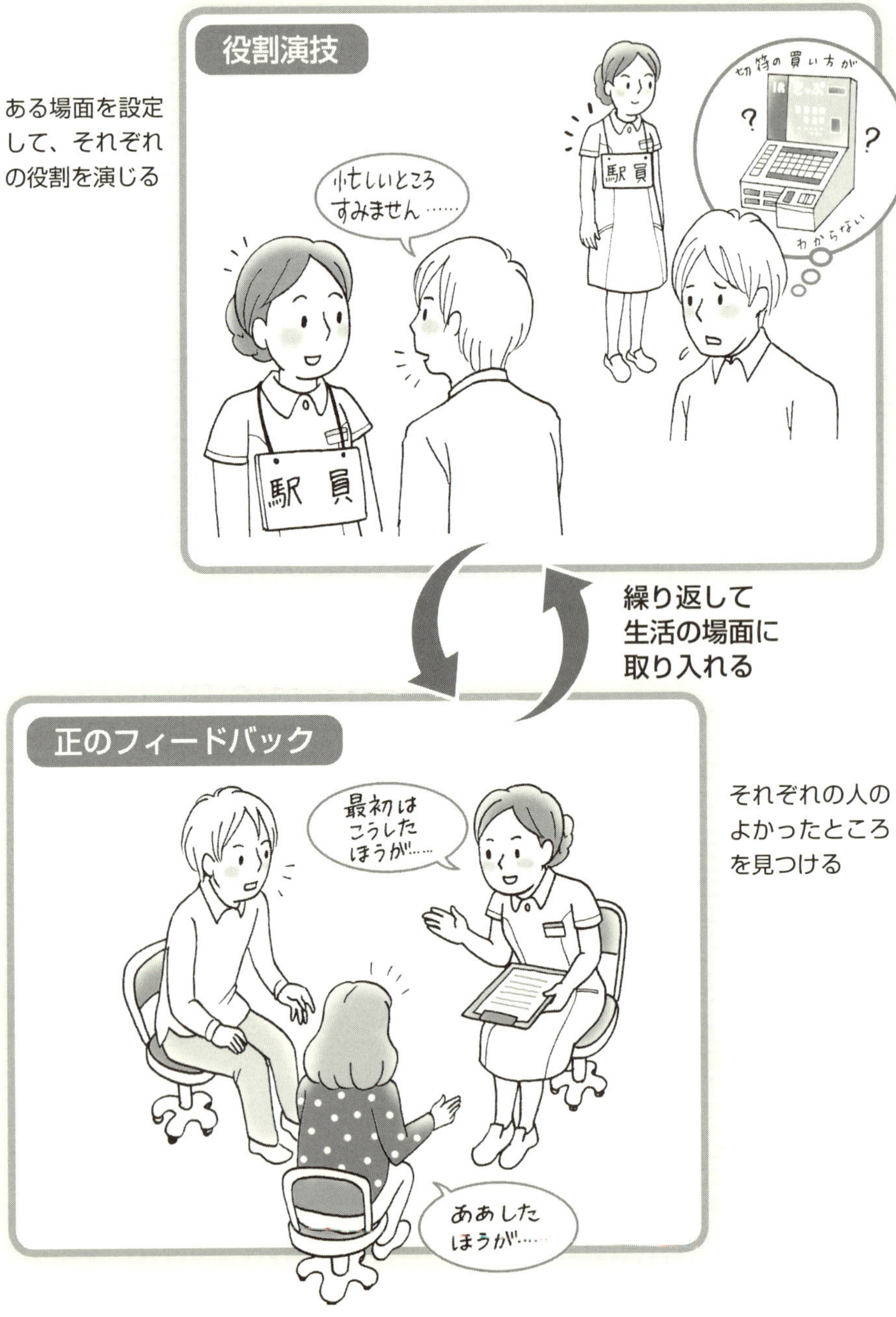
役割演技
ある場面を設定して、それぞれの役割を演じる
忙しいところすみません……
駅員
切符の買い方がわからない
駅員
繰り返して生活の場面に取り入れる
正のフィードバック
それぞれの人のよかったところを見つける
最初はこうしたほうが……
ああしたほうが……

- まず課題を設定します。
- 課題に沿ってロールプレイを行います。
- よかったところをみんなで見つけます。これを正のフィードバックといいます。
- さらに進むための助言を行います。
- もう一度実践します。
- 正のフィードバックを行います。
- それを生活の場面に取り入れます。宿題・課題を設定します。

ここで特徴的なのは、批判や非難はせず、相手の意見を受け入れ、自分の意見を適切に表現するということです。社会生活技能を改善することが、患者さんの自己管理やＱＯＬ（生活の質）の向上につながるという考えから、ＳＳＴは多くの医療機関で取り入れられています。

統合失調症の人がSSTに参加して得られることとは？

ＳＳＴを行うことで、これまでの生活を振返って、決して否定的なことばかりではなかったと思えるようになります。また、いろいろな角度から物事をとらえられるようになり、成功体験が増えていきます。さらに、問題に対処する力が増して、現実感が戻ってきます。

そのほかにも、将来に希望をもてるようになって、自分の病気を受け入れることで、自信を取り戻していきます。

ＳＳＴをとおして、回復を少しでも早めることができるはずです。

デイケアと在宅訪問治療の活用

通所施設を上手に活用する

デイケアは、福祉や医療の関連施設が提供するサービスの一つです。精神科デイケアは、通院治療の一環となっています。

急性期デイケアでは、急性期の治療を行います。一方、回復期のデイケアでは、地域生活支援を行います。具体的には、社会生活技能訓練（SST、109ページ）やリハビリテーション（128ページ）、さまざまなセラピー、就学や就労の準備などがあります。また、生活リズムの是正も大きな目的となります。

デイケアは本来、日中6時間のサービスで、ナイトケアは午後4時以降の4時間、デイナイトケアは10時間、ショートケアは日中3時間と、細かく分類されています。

統合失調症に対するデイケアは、次のような効果があります。

・陽性症状や陰性症状の改善、睡眠や生活リズムの改善、現実場面からの引きこもり傾向や対人関係、家族関係上の問題の改善など
・退院の促進、入院の防止、社会生活機能の改善など

デイホスピタル（DH）というシステムもあ

ります。外来通院しながら、日中の時間帯に入院治療と同様の密度で集中的・重点的に治療を受けることができるシステムです。

1日3〜6時間あるいは長時間(9時間程度)の通院治療を一定期間続けることで、病気の早期回復を図ります。

統合失調症の人にとって、とくに再発・再入院予防の観点から、日中の生活をデイケアで支えていくことは大きな意味をもちます。また、就学・就労に向けても大きな力になるはずです。

在宅訪問治療も重要な治療法

自宅療養する患者さんにとって、訪問診療、訪問看護、訪問支援といった在宅訪問治療（アウトリーチ）は、回復のための大きな助けとなります。

アウトリーチは、精神科医、看護師、精神保健福祉士、作業療法士、心理士らでアウトリーチチームを組織して、精神的不調に見舞われている人の家を訪ね、治療や支援を行うシステムです。24時間体制で緊急時にも対応します。地域で患者さんを支えていく〝脱施設〟という方向性とあいまって有効性のある方策となってきています。また、アウトリーチ事業は、病気の早期発見に役立ち、早期に精神科医療につなげられる可能性をもちます。

＊

次の章では、ご家族のかかわり方と社会復帰に向けた施設やサポートについてお話ししていきます。

Column

セルフヘルプグループとノーマライゼーション

病気であっても病気でなくても、自分と同じような状況の人たちと仲間になることで、社会的孤立から救われるケースがあります。

統合失調症の人やご家族が、同じ病気で苦しむ人たちとグループをつくって交流を図ることは、孤独を癒《いや》し、病気への理解をさらに深めていくことになります。

病気の当事者が運営の主体となる地域のグループは、セルフヘルプグループ、自助グループ、患者会といった名称で呼ばれます。お互いが援助者になることによって、社会的なふれあいを体験できます。

もちろん、セルフヘルプグループに参加することだけで病気が回復していくわけではありません。しかし、病気を正しく知ること、病気に負けないという気持ちになること、真の意味の福祉社会をつくっていくことなどにおいて、大きな価値をもっているはずです。

ノーマライゼーションとは、「社会の一員として、障害者の生活状態が、障害をもたない人の生活状態と同じであることは、障害者の権利である。障害者は可能なかぎり同じ条件のもとにおかれるべきであり、そのような状況を実現するための生活条件の改善が必要である」という考え方を意味しています。

北欧・デンマークから広がったこの概念は、現在では福祉の基本的な考え方になっています。

第4章

家族のかかわり方と社会復帰

統合失調症の回復において、ご家族や周囲の人たち、精神科医療、社会福祉資源のサポートを欠かすことはできません。社会復帰に向けて、治療環境の整備を心がけるようにしましょう。

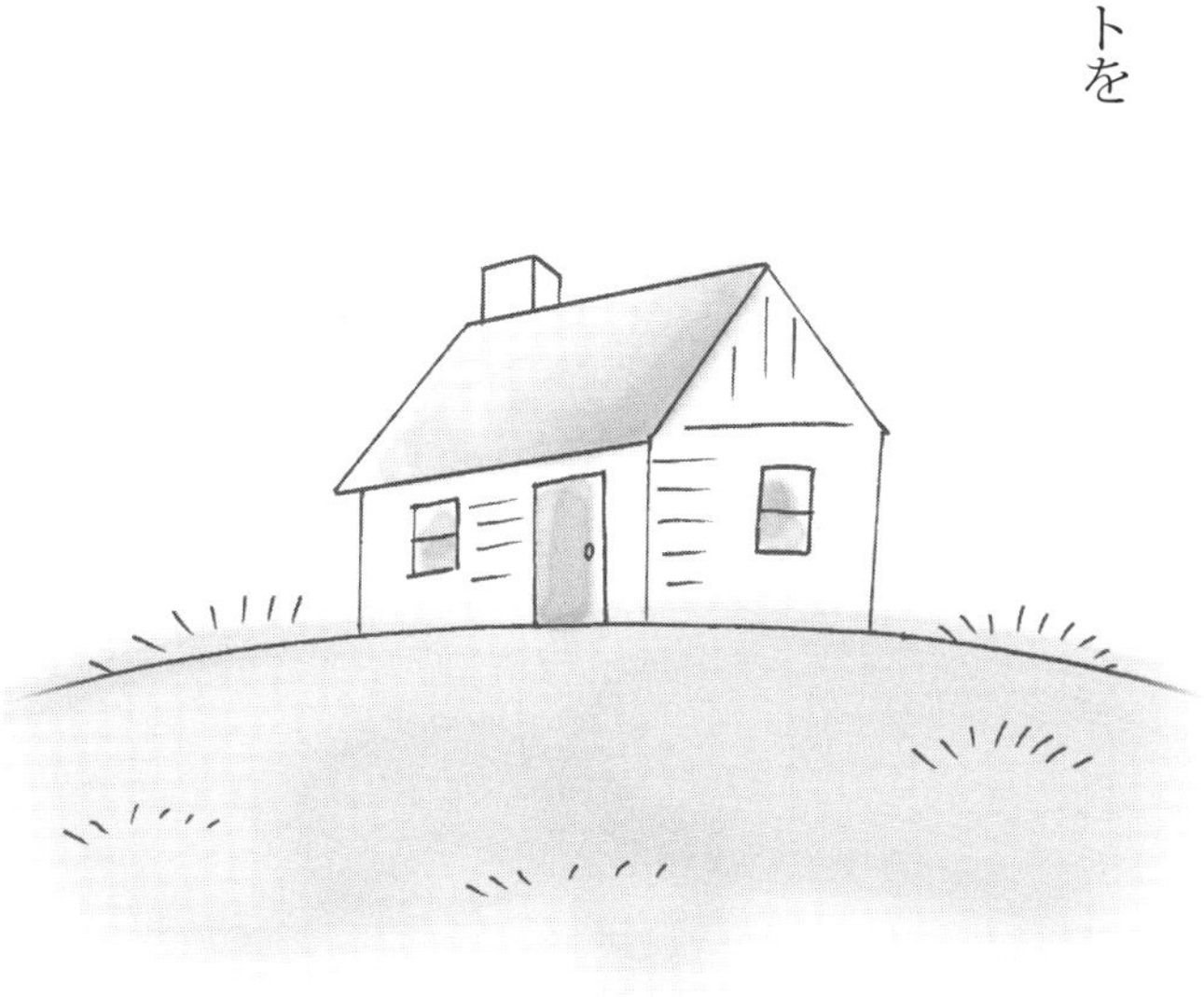

統合失調症への偏見をなくす重要性

統合失調症に対するいわれなき偏見

第1章でも述べましたが、統合失調症は、かつて精神分裂病という病名でした。この病名自体が、病気に対する間違ったイメージを与えてきたという経緯があり、10年前に統合失調症という病名に改称されました。

しかし、依然として統合失調症に対するいわれなき偏見（スティグマ：社会的烙印《らくいん》）が根強く残っているのが現実です。

100人に1人が罹患するという身近な病気ですが、幻覚（41ページ）や妄想（45ページ）、強い興奮など、一部の症状に対して、「何を起こすかわからない」「気味が悪い」といったイメージが払拭されずにいます。

たしかに、幻覚や妄想によって攻撃性や暴力性が現れ、激しい行為に及ぶ場合もあります。ご家族ではとても手に負えない場合には、すぐに医療機関や警察に連絡するようにしてください。

統合失調症に対する偏見は、実は患者さん自身やご家族にもあるのかもしれません。それは、当然のことといえます。

幻覚や妄想といった症状が、まさか自分や自分の家族に起こるなどと想像しないでしょう。

ですから、患者さんはもちろんのこと、ご家族も病気を認めない、受け入れることがどうしてもできないのです。

ましてや、周囲の人は「統合失調症は一部の人がかかる特殊な病気」といった偏見の目でみることも現実としてあります。そうした環境のなかで、ご家族が世間体を気にして病気のことを隠したり、治療を受けさせないこともあります。また、治療するにしても健康保険を利用せずに自費で診療を受けたり、社会復帰のための社会福祉資源や制度をまったく利用しないケースもあります。しかし、ご家族はそうした自分の気持ちや行動を後ろめたく思わないでください。

ただ、ご家族が病気を認めない、受け入れようとしないままでいると、患者さんは自分の存在を否定されたような孤独感にさいなまれてしまうかもしれません。そのことが病気の回復にブレーキをかけることになります。そこで、この章では、ご家族が患者さんの病気を受容すること、また、ご家族の支援についてお話ししていきます。

病気の受容は回復への第一歩

初めはつらくても病気と正面から向き合い、受け入れていかなければ、患者さんの苦しみはいっそう深いものになってしまいます。

病気の受容は、決して「あきらめ」ではありません。しっかりと現実を見据え、病気とともに歩んでいくことの決意でもあり、回復への第一歩となります。このためには、病気の正しい知識、医療や社会的なサポートの情報が助けと

◆家族が病気を受容する重要性

病気を見据え、患者さんとともに歩み、サポートすることが大切

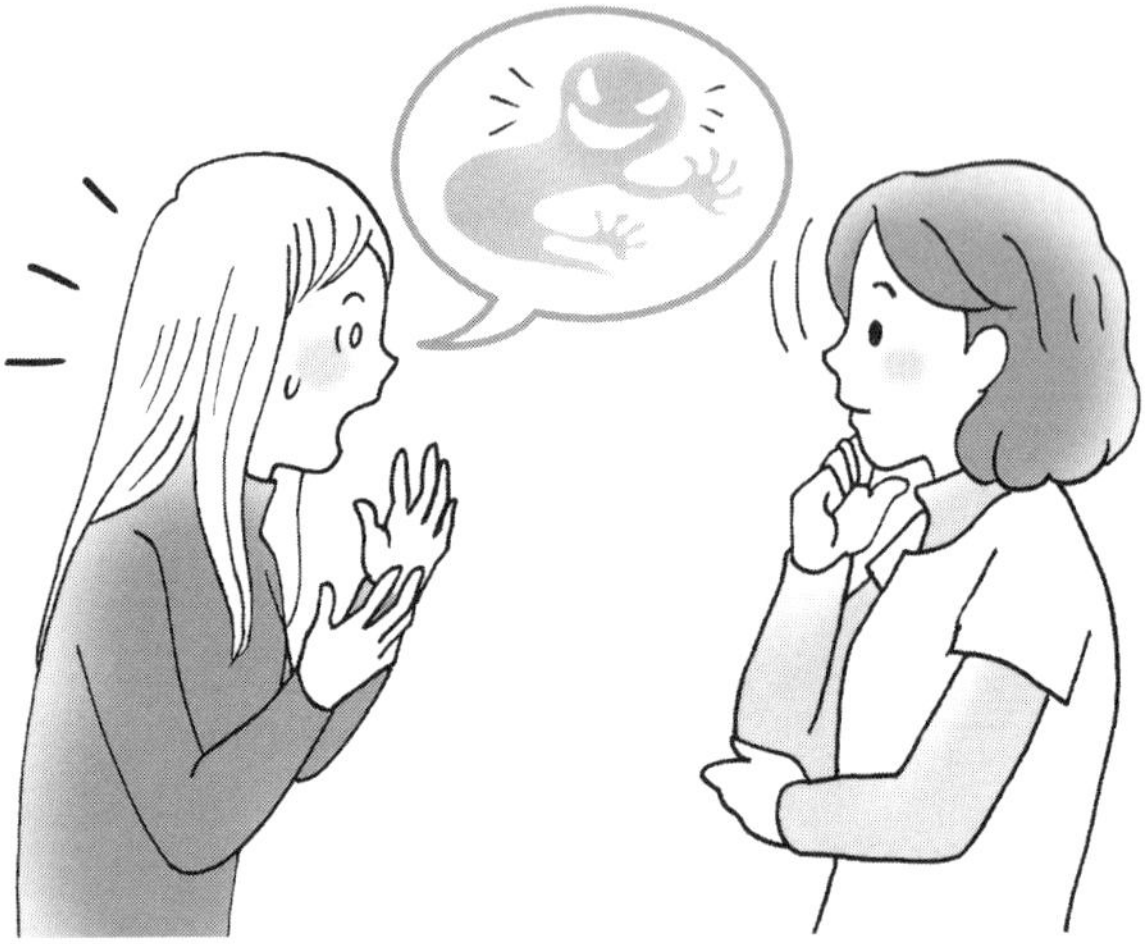

なります。

長い間、迫害妄想や命令形の幻聴などにとらわれ続けると、その症状が治まっても現実感覚がなかなか戻らず、人の目が気になる、対人関係がギクシャクするという傾向がしばらく続いてしまいます。

社会復帰を目指すには、精神療法（103ページ）や精神科リハビリテーション（128ページ）、地域の福祉支援（167ページ）などを利用することが不可欠になります。

たとえば、精神科リハビリテーションでは、作業能力や社交能力などを高めることが大きな目的となります。それにより、対人関係のストレスに順応し、対処能力を高めるためにも大きな役割を果たします。

偏見が患者さんやご家族にもたらす不利益

第3章で述べたように、非定型抗精神病薬を用いた薬物療法、そして、精神療法や精神科リハビリテーションなどにより、統合失調症の回復度は大きく向上してきました。

しかし、いまだ多くの患者さんやご家族が、統合失調症への偏見によって差別され、新たな治療の利益を受けられず、症状の回復すら阻まれているという現実もあります。

具体的な問題を挙げてみましょう。

- 社会的偏見を背景に現実を受け入れられず、受診が遅れがちになり、病状が進んでしまう。
- 治療が継続できなかったり、十分な治療効果を得られないと、予後が不良になる可能性が高まる。
- 症状は治まっても、精神障害者というレッテルによって社会復帰が難しくなる。
- 病気を認めなかったり、病気を隠そうとするあまり、ご家族にも持続的なストレスがかかってしまう。
- 周囲の目を気にするあまり、ご家族が患者さんの言動に過敏になり、家族間の緊張関係が高まって家族の絆が保てなくなりかねない。

こうした事態に陥らないためには、まず統合失調症に対する正しい知識をもってもらう必要があります。ご家族をはじめ、周囲の人たちはまず統合失調症を理解することから始めていきましょう。

入院中に家族ができること

入院はより安全・確実な治療手段

第3章でお話ししましたが、統合失調症の治療では、病状などによっては入院治療が選択されることがあります。これは大事なことなので、もう一度どのようなケースで入院が必要になるのかを整理しておきましょう。

- 妄想や幻覚がとても強い。
- 他人に危害を及ぼしている、あるいは及ぼすおそれが高い。
- 自傷行為を行っている、あるいはそのおそれが高い。自殺を企《くわだ》てる。
- 受診を拒絶しているため、治療を行えない。
- 通院治療では十分な服薬や療養ができない。
- 薬の処方を大幅に変更する必要がある。
- 入院を必要とする身体疾患を合併している。
- 自宅では食事や睡眠をほとんどとれない。
- 家族が十分に介助できない。
- 家族が十分な休息をとりたがっている。

統合失調症の治療の柱は、薬物療法、精神療法、精神科リハビリテーション、十分な休息であることはお話ししました。入院は、こうした治療をできるだけ安全に、より確実に行うための一時的な治療手段ですから、うまく活用するようにしてください。
入院治療は、次のメリットが考えられます。

●精神症状の軽減

集中的で重点的な治療が可能で、なおかつ社会生活や対人関係からも解放されるので、精神症状の回復が早まる。

●体調の回復

十分な休息をとることができて、身体的なケアも徹底される。

●生活リズムの改善

毎日が規則的な生活となり、生活リズムの調整を図ることができる。

●医療スタッフとの信頼関係の構築

医療スタッフと接する時間が増えるので、コ

◆入院が必要なケース

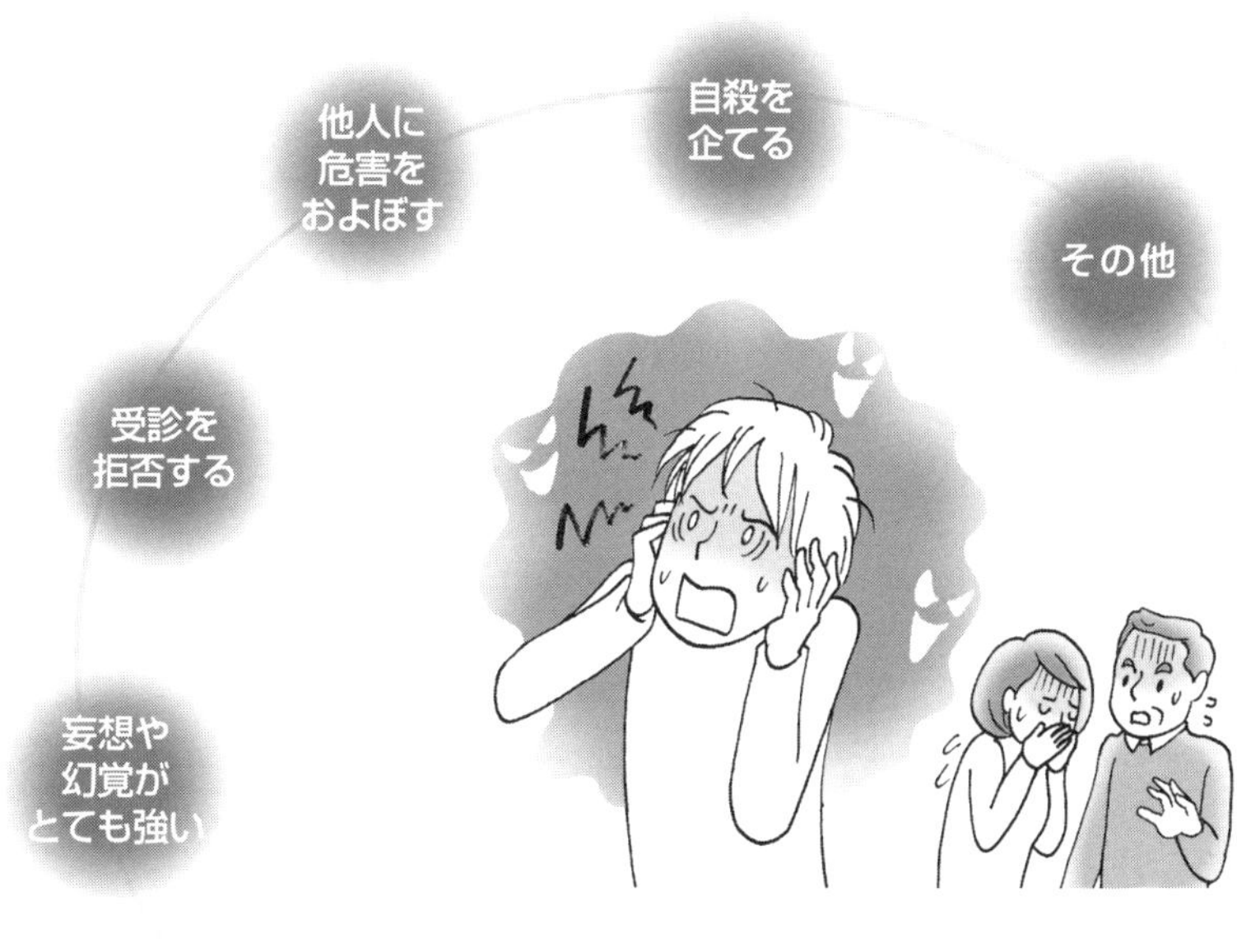
自殺を
企てる
他人に
危害を
およぼす
その他
受診を
拒否する
妄想や
幻覚が
とても強い

ミュニケーションが深まる。

●病気としっかり向き合う

ほかの患者さんとの交流や情報交換などを通して、服薬などへの理解が深まる。

●家族間の緊張感が緩和

いったん家族と離れることで、それまでの緊張していた関係がやわらいでいく。

●家族のサポート体制の立て直し

入院している間、ご家族は統合失調症について情報収集できるので、さらに病気への理解を深められる。

入院を拒否する患者さんは、少なくありません。ご家族のなかにも、さまざまな理由で入院はさせたくないと考える方がいるでしょう。しかし、医師が「入院治療が必要」と判断した際には、それに従って入院させて、速やかに治療を開始することが、回復への近道だと理解してください。

本人が入院を拒んだ場合、周囲が入院を強くすすめると猜疑心をもち、病状の悪化を招いてしまうことがあります。

そういうときには、「みんなが本当に心配している」「いっしょに治していこう」と繰り返し伝えることが大事です。反対に、「すぐに戻れる」といった嘘は禁物です。

入院治療のプロセスと家族の対応

次に、患者さんが入院してからのご家族の対応について、病期ごとのポイントをみていきましょう。

●**急性期**

強い精神症状が現れる時期なので、面会時の会話はゆっくりと静かに話すことを心がけてください。込み入った話は避けましょう。環境の変化に対する戸惑いを理解し、あたたかく見守ることが大切です。

●**休息期（消耗期）**

病状の一進一退が続く時期です。ご家族は「待つ」ことと「見守る」ことを心がけましょう。また、ご家族自身の休息も大切です。

●**回復期（安定期）**

患者さんが自分でできることに対する評価、できないことへの理解を示し、決してあせらず、症状がぶり返す（再燃）可能性もあることを常に念頭において対応していきましょう。

入院している患者さんにとって、ご家族の存在はとても大きな支えになります。

何か特別なことをしなければならないわけではありません。患者さんをあたたかく見守り、回復への道のりに寄り添い続けることを心がけてください。

医療機関では、統合失調症についてのさまざまな情報を提供する機会（家族教室など・125ページ）を設けています。また、折にふれて医療スタッフから適切な助言があると思います。ご家族は、できるだけこれらの情報を共有し、わからないことや、対処に迷うことがあれば遠慮せずに尋ねるようにしましょう。

面会で気をつけたいこと

入院している患者さんにとって、ご家族との面会は大切な時間になります。とくに目安はありませんが、1週間に一度くらいの頻度で面会に訪れるといいでしょう。面会したときに、患者さんから受けた印象、気になることなどを医療スタッフに伝えてください。そうしたコミュニケーションが、患者さんの回復に役立つことがよくあります。

統合失調症の患者さんのなかには、ご家族と会いたがらない人もいます。それでも医療スタッフから本人の様子を聞き、会いに来たことを伝えてもらいましょう。このようなつながりであっても、患者さんの孤立感や不安はやわらぐものです。

面会したときに、患者さんからいろいろな要望や頼まれごとをされることもあると思います。このときに、患者さんとの約束事は実現できる範囲にとどめましょう。約束したことはきちんと実行し、できないことははっきり「できない」と伝えることが大切で、それが患者さんのためなのです。

統合失調症では、家族のかかわり方が病状に大きく影響するといわれています。

たとえば、患者さんとの間でいさかいがあったり、叱責や非難などの批判的な言葉をあびせたり、逆に、心配のあまりお互いの距離が近くなりすぎて過干渉になると、患者さんは神経が敏感になって心のバランスを失い、病状の悪化や再発を促してしまうケースが少なくありません。

そこで、ご家族にお願いしたいのは、自身の行動やものの見方を少し変えてみるという視点です。具体的には次の4つのポイントがあります。

◆患者さんと接するとき、家族が配慮したいこと

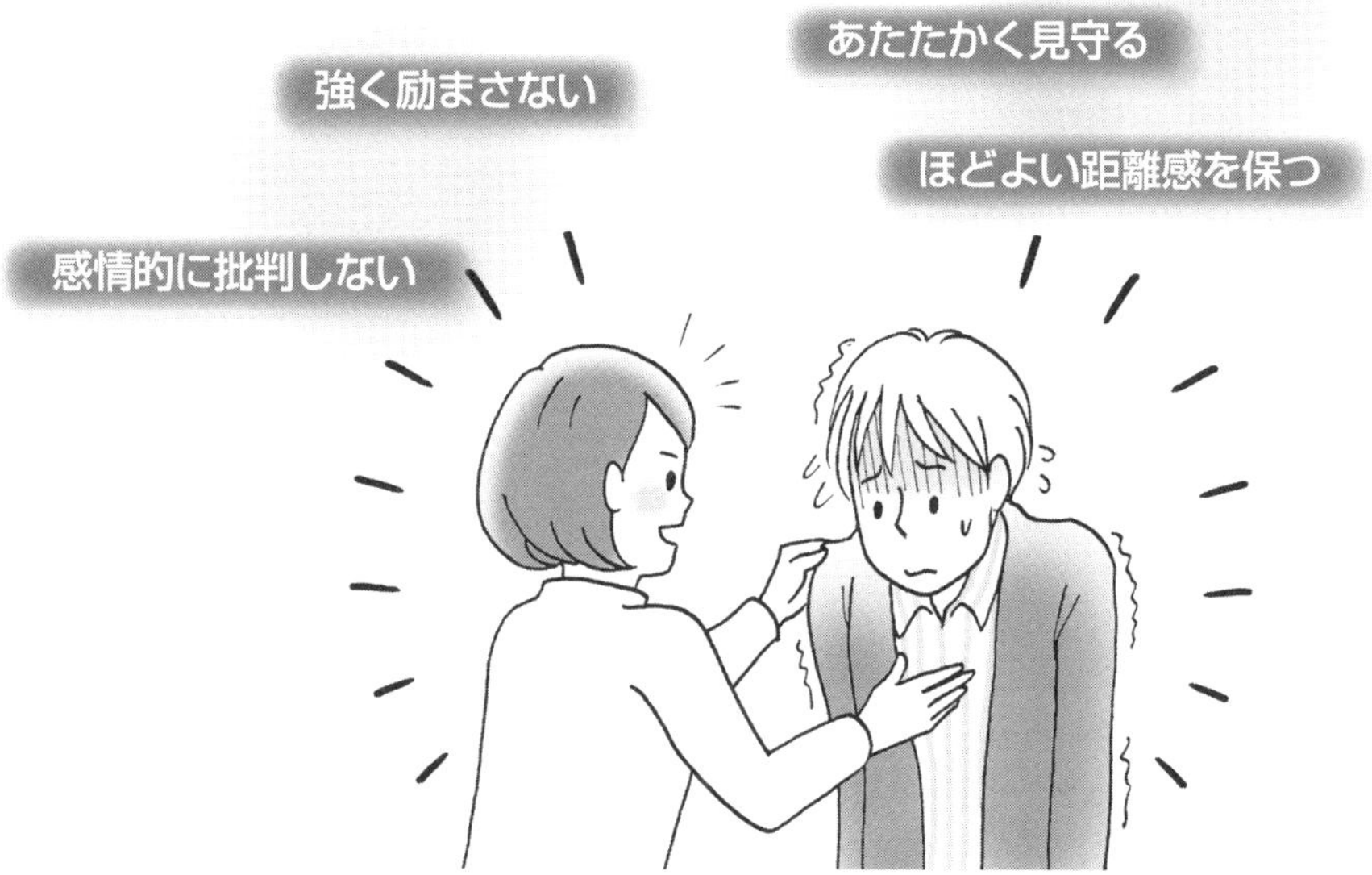
あたたかく見守る
強く励まさない
ほどよい距離感を保つ
感情的に批判しない

①感情的に批判、非難しない。
②強く励まさない。
③あたたかく見守る。
④ほどよい距離感を保つ。

ご家族は、自分たちの生活ペースをできるだけ崩さずに暮らしていくことが大切です。生活を犠牲にしてまで患者さんにかかわることは、結果的に患者さんの回復にマイナスになります。周囲の環境がゆったりとしていることで、患者さんの心も安定していくことを忘れないでください。

「家族教室」に参加してみましょう

患者さんとの接し方を学び、統合失調症への

理解を深めるために役立つのが家族教室です。家族教室は、医療機関や自治体（市区町村）などが主催する、統合失調症の患者さんをもつご家族のための学びの場であり、語りの場です。さまざまなプログラムが用意されていて、数回（数日）にわたるものもあります。

家族教室では、病気や薬の知識、対処法、福祉サービスの情報などについて学び、体験談や将来などについて話し合います。家族に何ができるのか、それをほかの家族といっしょに考えることができることは、とても貴重な体験になるはずです。

家族教室については、通院・入院している医療機関、地域の保健所、精神保健福祉センター、役所の保健福祉課などに問い合わせてください。

◆家族教室は学びの場

「家族教室」では、病気や薬の知識、対処法などを学ぶことができる

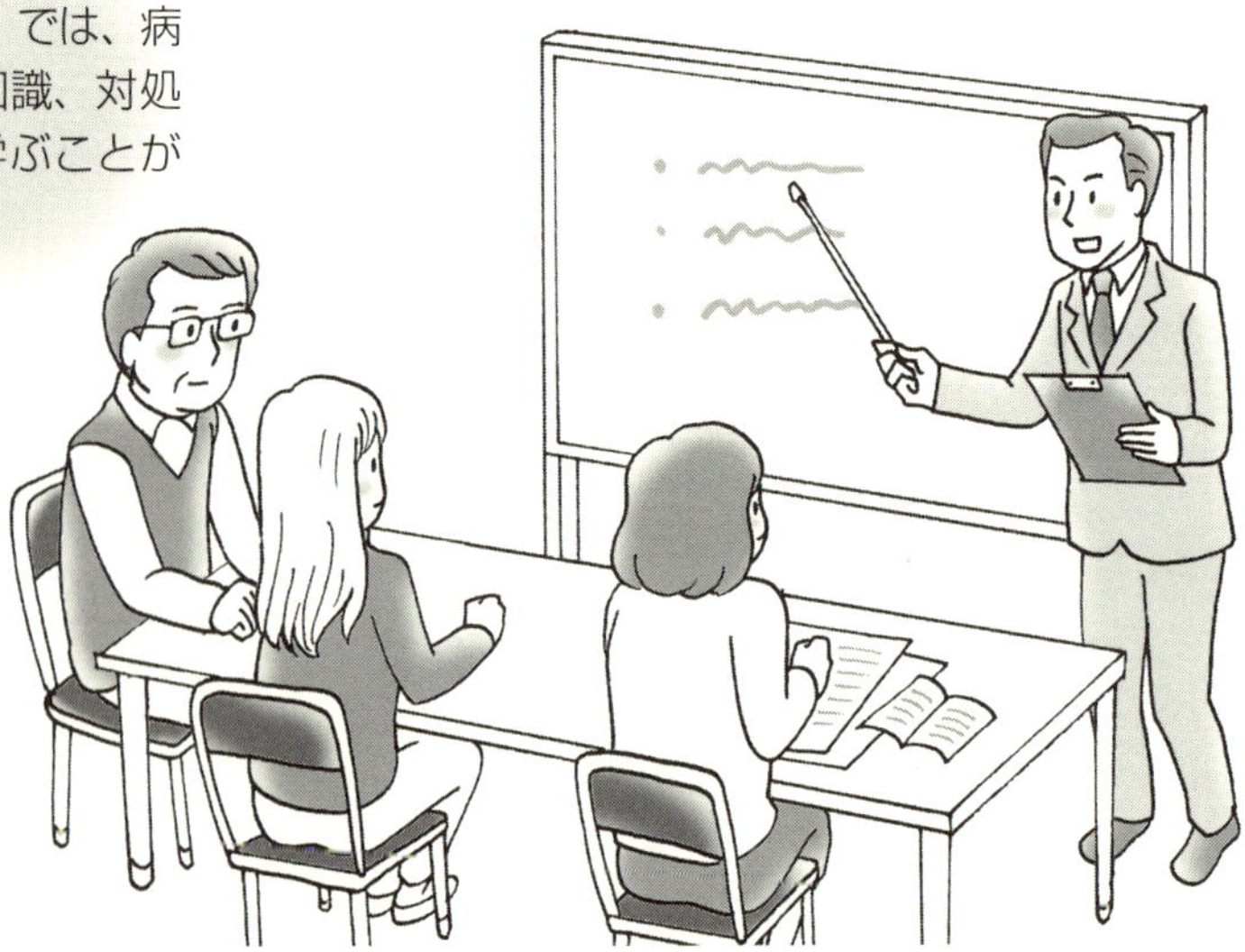

自宅療養での患者さんへの接し方

自宅療養は回復を図っていくプロセス

入院治療を終えて退院しても、それで完全に回復したわけではありません。〝自宅療養〟に切り替えて治療の継続をする必要があります。

自宅や支援施設（167ページ）などが治療生活の中心となります。日常生活そのものが、社会復帰へのリハビリテーションになるということです。

統合失調症では、症状が治まったあとも、長い期間にわたって抗精神病薬の服用を続けていく維持療法（抗精神病薬による再発予防）が必要になってきます。

定期的な通院（医師とのかかわり）を続けることで再発を予防し、一歩ずつ社会復帰に向けて進んでいく過程が自宅療養なのです。

自宅療養をスムーズに行うためには、ご家族や周囲の人にどのようなサポートが求められ、患者さんにどのように接していくことが回復の一助になるのかお話ししていきます。

服薬は、自宅療養での基本です。自宅療養になると、主治医は服薬の様子や変化などをつぶさに確認できませんから、外来での診療のときに伝える情報がとても重要になります。

コンプライアンス（89ページ）はどうか、副作用（96ページ）はどうか、身体症状はどうか、どのような不安や問題点があるかなどを正確に伝えることが、順調な回復の助けになると、患者さんに自覚させることが大切です。

また、ご家族や介助している方は、何か疑問や悩みがあれば、遠慮なく主治医に伝えてください。

専門スタッフの支えで自宅療養を進める

自宅療養を支えるためにもう一つ大事なことは、患者さんと医療スタッフ、ご家族が互いに信頼関係を結ぶことです。

自宅療養は、地域の社会生活のなかで回復を図っていくということです。

医療機関とご家族だけでは支えきれないさまざまな場面については、あとでお話しする社会福祉資源や地域サービス（171ページ）などを活用してください。地域社会には、医師、看護師、薬剤師、社会福祉士、精神保健福祉士、作業療法士、ケアマネージャー、精神障害者職業カウンセラー、保健師、障害者職業生活相談員など、医療を支えるさまざまな専門スタッフ（147ページ）がいます。

支援スタッフとコミュニケーションをとることは、患者さんにとって対人関係のスキルアップにもつながるので積極的に利用してください。

精神科リハビリテーションの重要性

自宅療養をする段階では、患者さんの興奮や昏迷といった強い精神症状は、おそらく治まっているると考えられます。ただし、集中力の低下、意欲の減退、感情の鈍麻といった陰性症状（39ページ）、認知機能が低下する認知機能障害（39ページ）は、服薬を続けていても速やかに改善しないケースが少なくありません。生活のしづらさは、こうした症状によるところが大きく、それを改善するためには、薬物療法と並行して精神科リハビリテーションを続けていくことが重要です。

リハビリテーションというと、医療機関に通院して行うものというイメージが強いかもしれませんが、家庭もリハビリテーションの現場となります。

自分の身辺を整えたり、家事を手伝ったり、会話をしたりすることで、少しずつ脳が活性化され、症状がよくなっていきます。

もちろん、専門家によるリハビリテーションプログラム（146ページ）への参加も大切です。薬物療法と精神科リハビリテーションは、回復に向けた治療の両輪であり、その両端を支えていくのが家族や周囲の人の役目といっていいでしょう。

精神科リハビリテーションでの目標は？

リハビリテーションで目標にしたいことを、いくつか挙げておきましょう。

◆他者とのかかわりをもつ

リハビリテーションの現場では、さまざまな人たちと出会うことができる。そうした場で、協調性などの対人関係のスキルを向上させていく。

◆**自分の居場所をもつ**

自宅以外に、自分が安心できる居場所をもつことはとても大切。

◆**自分の役割をもつ**

自分にも役に立つことがあるという体験により、社会性が改善されていく。

◆**病気とともに暮らしていく術《すべ》を体得する**

一病息災という気持ちで病気と向き合い、現実を受け入れていく。

◆**病気への適切な対処法を知る**

さまざまな人から情報を得ることで、薬の効果と副作用、生活上の注意点、再発の兆候などについて知ることができる。

◆**就労、復職に向けた準備をする**

職場復帰、新たな就労などのための訓練や資格取得を目指すことができる。

◆ **精神科リハビリテーションの目標**

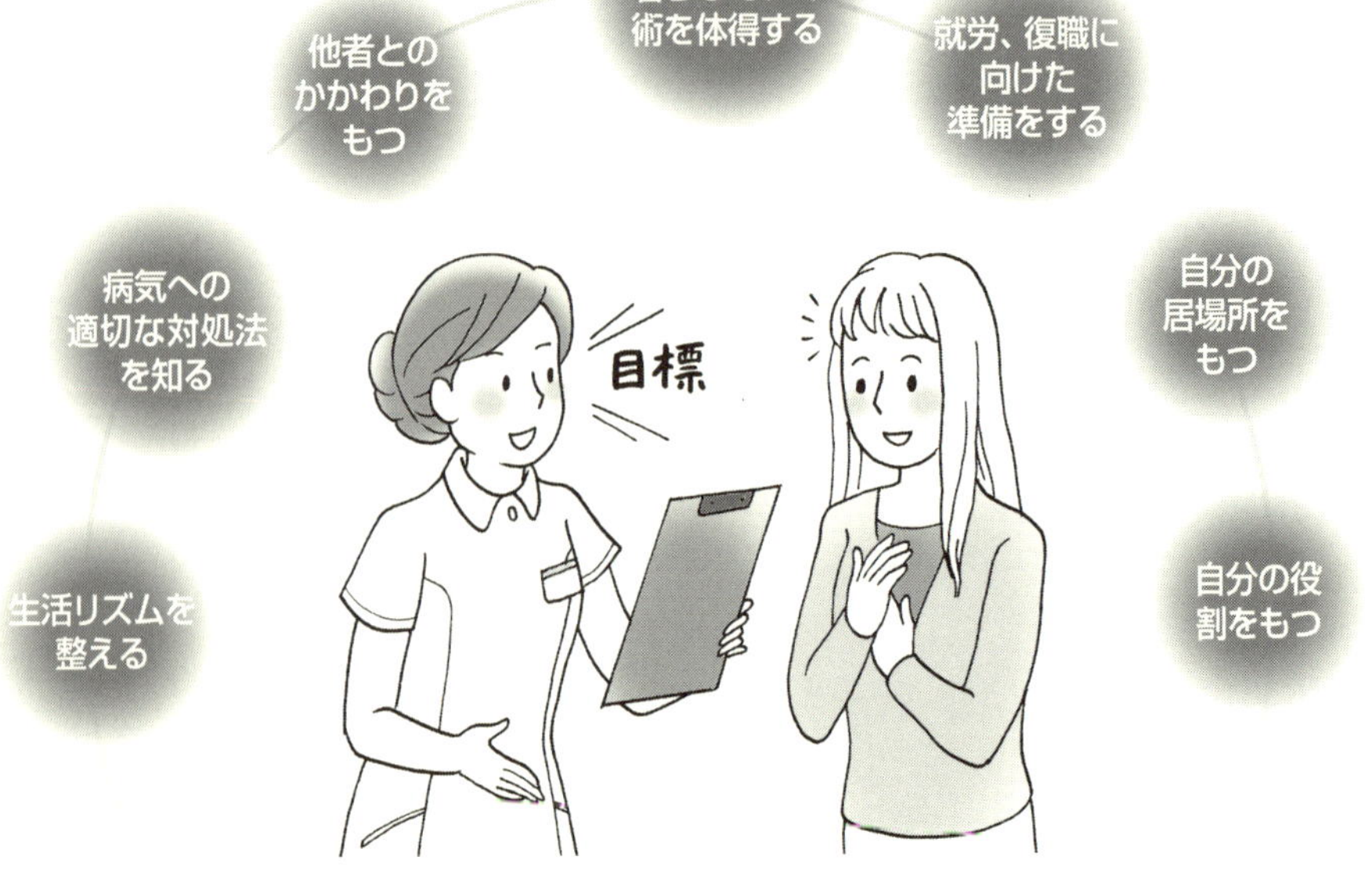

◆**生活リズムを整える**

自宅療養のなかで、通院やデイケアへの参加は生活リズムの調整にも役立つ。

患者さんもご家族も、こうした明確な目標をもって自宅療養を行うことが、回復を図るうえで重要なことを理解してください。

家族はどのように接したらよいのか

かけがえのない人が統合失調症という病気になってしまったら、ご家族はとてもつらい気持ちになるでしょう。現在の精神科医療には、まださまざまな不備もあり、ご家族にかかる負担は大きなものだと思います。

自宅療養中の患者さんへの接し方に悩んでいるご家族から、相談を受けることがよくあります。お話を聞いてみると、ご家族のなかには自宅療養中の患者さんがとる行動や態度などに対して、支援が過剰になってしまうケースが見受けられます。

そのようなときは、対応にちょっとした工夫を加えてみてください。とくに次のようなことに気をつけていただきたいと思います。

●**一日中ぼんやりして、だらだら、ごろごろしている**

こうした患者さんに対して叱咤《しった》激励するのは禁物です。自宅療養ではエネルギーを蓄える時期なので、活動性の低下を理解し、批判的な態度はとらないようにしましょう。

●**指示されたとおりに服薬しない**

自己判断による服薬の中止や減量は非常に危

険です。患者さんが自分勝手に服薬を中止・減量してしまったり、薬が合わないのではないかと思われるときは、まず主治医に相談してください。

●ひどく興奮して暴力をふるう

患者さんに対しては、腫《は》れ物にさわるように接したり、あるいは家族みんなで押さえ込んでしまいがちですが、はっきりと「それはよくない行いだ」と伝えましょう。自分を傷つけたり、他者に危害を加えるおそれがあるときは、すぐに警察へ連絡してください。

●生活リズムが乱れる

患者さんの生活が、昼夜逆転になってしまうケースは少なくありません。手をこまねいているのは、ルーズな生活リズムを認めてしまっていることになります。主治医に現状を伝えて対処してもらいましょう。

また、患者さんに再入院をすすめるなど、強い意思で臨むことが大切です。

●自殺を企《くわだ》てる

速やかに医療機関へ連絡してください。そして、患者さんには「いなくなったら困る存在であること」「決して見放さないこと」「ともに歩いていくこと」を繰り返し伝えるようにしましょう。

●リハビリテーションに適応できない

患者さんがリハビリテーションに通えなくなるのは、薬物療法の副作用に苦しんでいる場合もあります。患者さんに確認して、主治医に相談してください。また、ご家族が、リハビリテーションによる患者さんの病状の回復を性急に求めたくなる気持ちは当然といえます。しかし、

◆ケース別――患者さんの言動に対する家族の対応

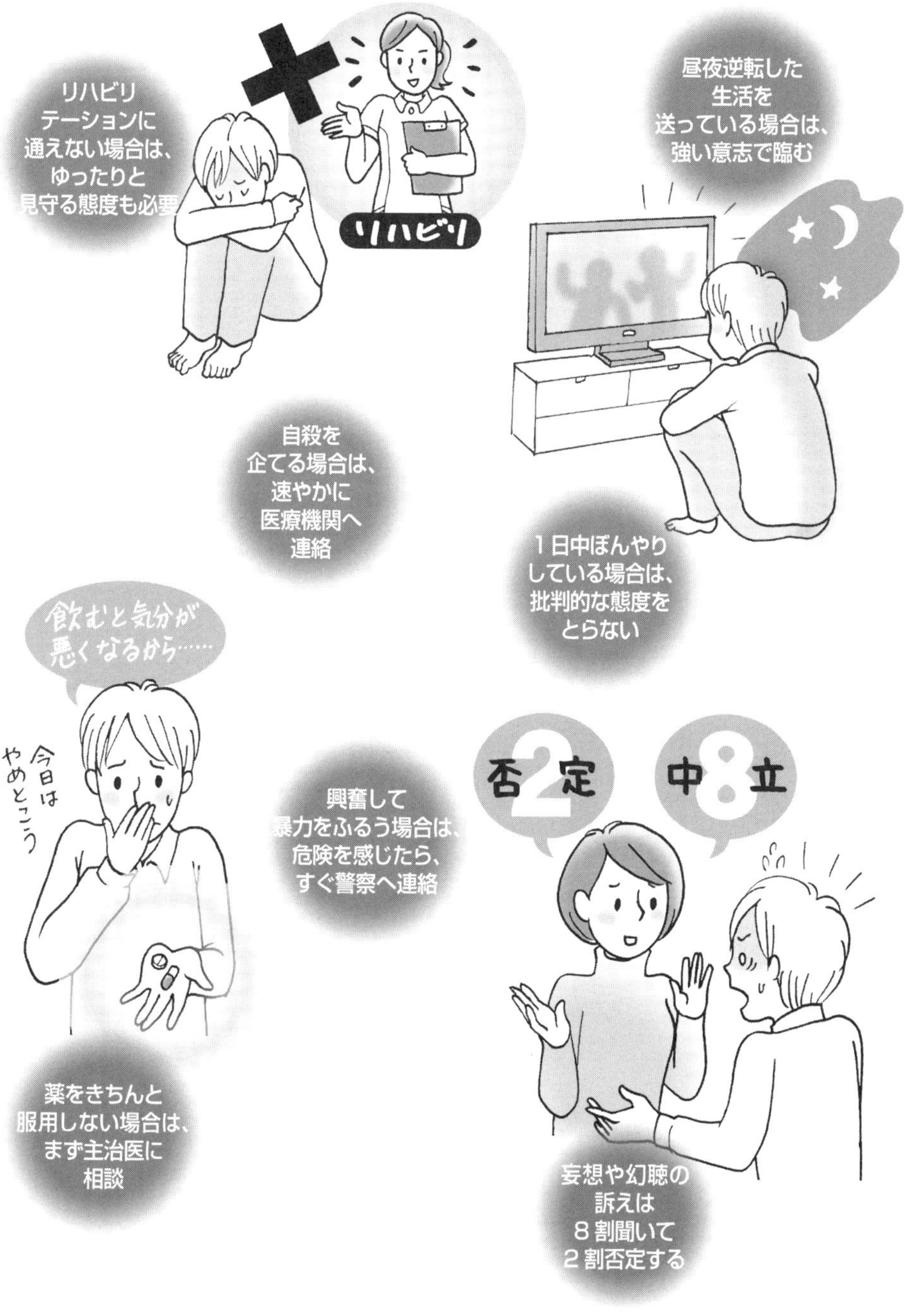
リハビリテーションに通えない場合は、ゆったりと見守る態度も必要
リハビリ
昼夜逆転した生活を送っている場合は、強い意志で臨む
自殺を企てる場合は、速やかに医療機関へ連絡
１日中ぼんやりしている場合は、批判的な態度をとらない
飲むと気分が悪くなるから……
今日はやめとこう
興奮して暴力をふるう場合は、危険を感じたら、すぐ警察へ連絡
否 2 定
中 8 立
薬をきちんと服用しない場合は、まず主治医に相談
妄想や幻聴の訴えは８割聞いて２割否定する

ゆったりと見守る態度も必要です。

●妄想や幻聴を訴えられた場合

患者さんの訴えを聞き流したり、それはあり得ないと否定するのはよくありません。話す内容に共感し、主治医に伝えるようにしましょう。「2：8の法則」と呼ばれる、話の聞き方があります。

妄想や幻聴を訴えられた場合、もちろん非現実をすべて肯定するわけにはいきません。しかし、すべてを否定してしまっても、患者さんは自分のことはわかってもらえないと、心を閉ざしてしまいます。

すべて否定するのでなく、8割は中立的に聞いて、2割で否定するというのが「2：8の法則」です。「そうなんだ。そんな体験をしているのだったらさぞかしつらいでしょうね。よく我慢していると思う。ただ、私には、そういう経験がまったくないので、現実にあるとはにわかには信じられないけれど……。ひょっとしたら、勘違いの可能性もあるかもしれないね」と受け答えするのです。

患者さんの態度や行動に振り回されるのではなく、冷静に対処することを心がけ、主治医からいつでもアドバイスを受けられるように、普段からコミュニケーションをとるようにしてください。

ほどよい距離感と適度な介入を心がける

自宅療養中に患者さんが一日中、部屋に閉じこもっていたり、だらだらと何もしないでいたり、おかしなことばかり口にしていると、ご家族はつい批判的になりがちです。

毎日、生活をともにしているご家族としては仕方のないことといえます。ただ、その気持ちと同時に、そうした患者さんの行動は、あくまでも病気によって引き起こされている無為や自閉という症状です。何より本人がいちばん苦しんでいることを理解してあげる努力も大切です。

自宅療養での過度な批判は緊張と対立を生み、そのことが患者さんにとって大きなストレスとなり、病状の悪化や再発を招く危険性があります。

ご家族にしてみれば、患者さんの言動にいらだち、批判をしたくなることもあるでしょう。

◆病状の悪化を招く家族の姿勢・言動

怠惰だと思っている
高望みをしている
傾聴していない
あせっている
対立している
しつけようとしている

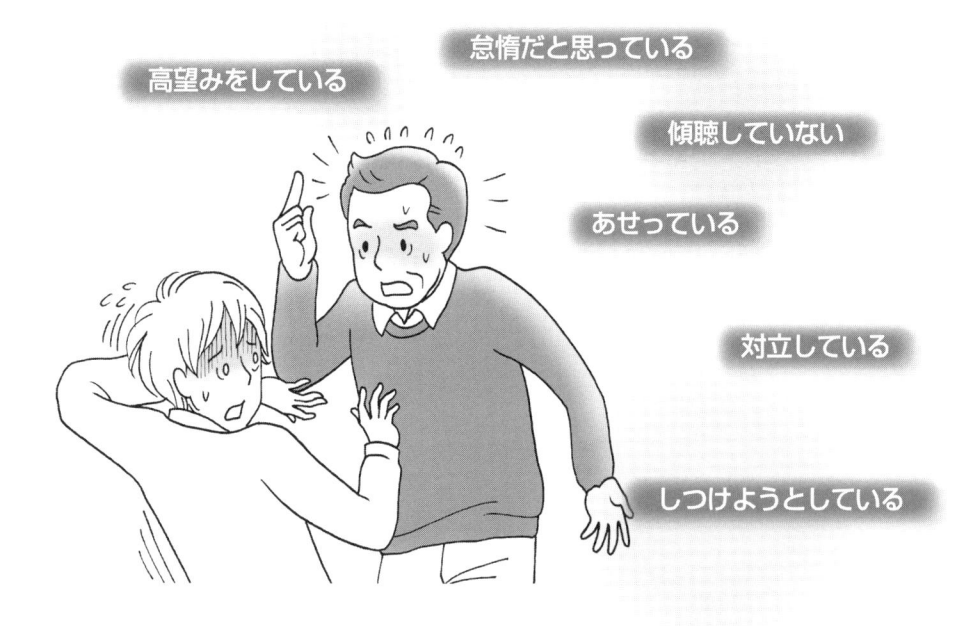

そのことで自分を責めないでください。ただ、そうしたときには、冷静になってご自分の気持ちや患者さんに対する態度を思い返してみることも大切といえるでしょう。

ご家族としては、患者さんに対してつい高望みしたり、患者さんが一日も早く回復してほしいと願ってあせることもあります。ご家族にしてみれば当然のことといえます。しかし、回復には時間がかかるのだと自分に言い聞かせ、少しずつ回復していくと信じてあげてください。また、患者さんの怠惰な様子にいらだったときには、「これは病気の症状で、本人がいちばん辛い思いをしているんだ」と考えるようにしてはいかがでしょうか。

患者さんは妄想や幻聴にとらわれ、ありもしないことを何度も繰り返して話すこともあるでしょう。それに付き合うことはしんどいと思います。また、つい患者さんの言動に理屈で対応して、気まずい思いをすることもあるでしょう。それも仕方のないことです。

それでも、できるかぎり共感や理解の姿勢を示すことで、患者さんを安心させてあげることが大切です。

ご家族のなかには、少しでも回復を早めたい願うあまりに、自宅で療養する患者さんの言動に対して口うるさく指示してしまったり、しつけようとしてしまう方もいます。

一進一退を繰り返す病気の性質から、ついこうした態度になってしまうこともあります。しかし、そうした気持ちや態度が患者さんを追い込んでしまい、回復のさまたげになってしまうことも理解してください。

◆家族が過保護にしないための留意点

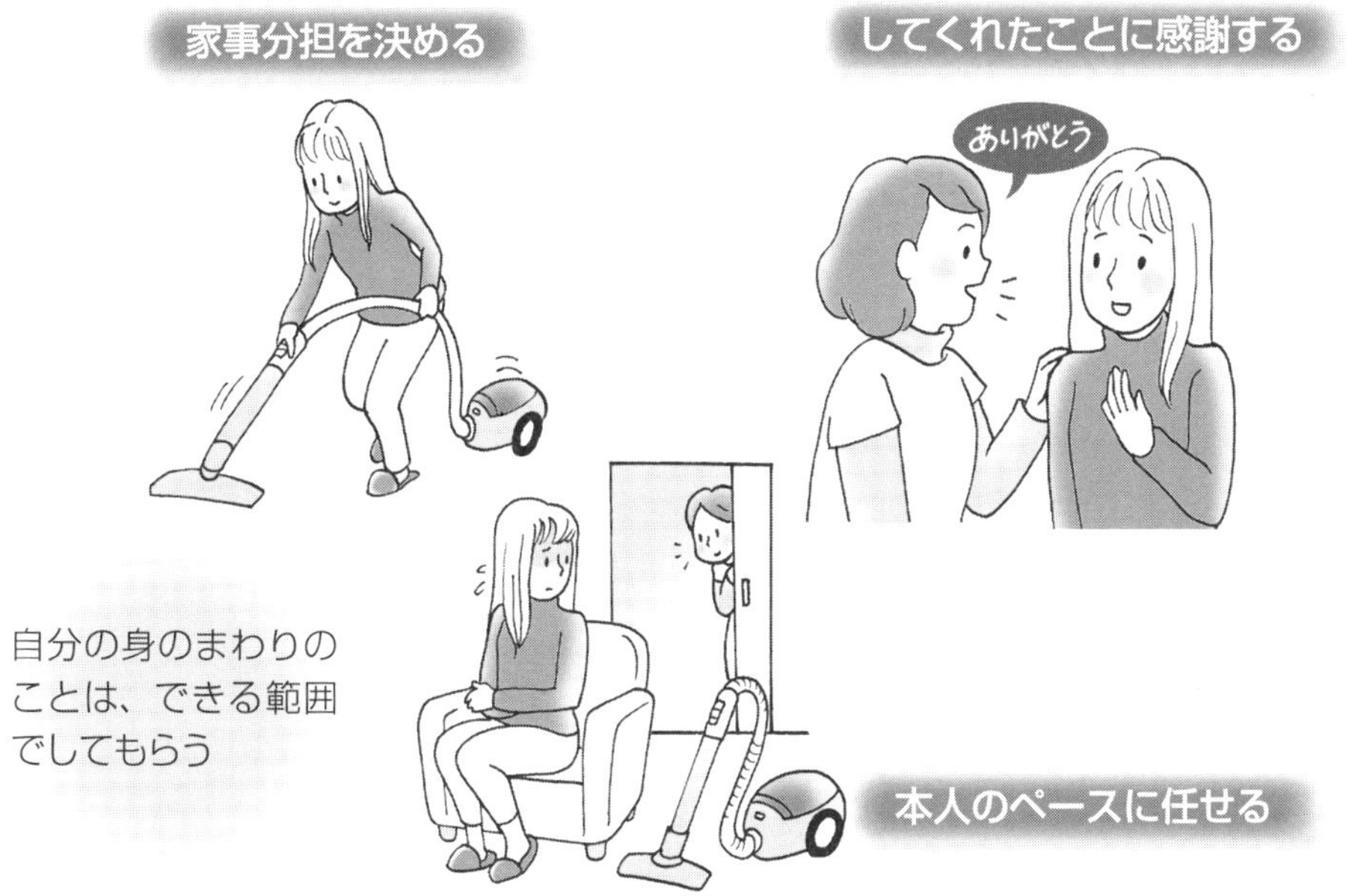
家事分担を決める
してくれたことに感謝する
ありがとう
自分の身のまわりのことは、できる範囲でしてもらう
本人のペースに任せる

過保護にしないためのポイント

先に挙げた批判的な態度で患者さんと接するご家族がいる一方、あれこれと手を貸し、自分たちの生活を犠牲にしてまで患者さんの世話をしてしまうケースもあります。ご家族としては、「なんとかしてあげたい」と思うのは当然のことです。しかし、それは患者さん本人のためにならないともいえます。

たしかに、生活のしづらさは、統合失調症の人に特徴的な症状ともいえますが、しかし、少しずつ社会適応を身につけていくことが社会参加への復帰の道と思うようにしてください。サポートは大切ですが、ある程度は冷静さを保つように心がけてみましょう。

いきすぎた過保護にならないためにも、ポイントについていくつかお話ししておきましょう。

まず、患者さんの身のまわりのことに関して、自分でできることは自分でするようにしてはどうでしょうか。ご家族は、患者さんがすることを見守り、もしどうしてもできないことがあれば、手伝うというようにしてみてください。

また、自分の身のまわりのこと以外でも、患者さんに少しずつ無理のない範囲で、家事（役割）の分担をしてもらうのもいいかもしれません。

自分の身のまわりのことをするにしても、与えられた役割を果たすにしても、多少時間がかかるでしょう。そうしたとき、手伝ってあげたいという気持ちになるのはもっともなことですが、ここは見守りに徹してみましょう。

先ほどもふれましたが、どうしても手助けが必要なときには、「いっしょにやらせて」と手伝うようにしてはどうでしょうか。

回復を考えると、多少時間がかかったとしても、患者さんのやり方やペースに任せることも大切です。

そして、患者さんができたことはほめてあげて、してくれたことに対しては感謝を忘れないでください。

家族間のコミュニケーション

自宅療養中の患者さんとのコミュニケーションのとり方で、戸惑うことも多いと思います。とくに認知機能障害によって話の筋道がそれたり、脈絡が失われたり、飛躍しすぎたりと、話し相手にはわかりにくく思われるケースがあります。

そうしたことで患者さんは、コミュニケーションがうまく図れず、ご家族との心の交流がとれなくなり、患者さんが孤立感を深める場合が少なくありません。

患者さんは理解してほしいと願っています。上手にコミュニケーションを深めるポイントも知っておいてください。

患者さんと話をするときには、あいまいな言い方や表現はできるだけしないようにして、理解しやすい言葉づかいにしましょう。会話の内容はできるだけ簡潔して、一つずつていねいに伝えることを心がけてください。ただし、まるで小さな子どもに話すような話し方はよくないといえます。患者さんを一人の自立した人間として認めて、話をすることを心がけてもらえればと思います。

患者さんが同じことを何度も繰り返して話していると、「またその話か」とつい聞き流してしまう場合もあるでしょう。ご家族がそういう態度をとってしまうのは仕方のないことで、そのことを後ろめたく思わないでください。ただ、患者さんの話を最後まで聞いてあげると、コミュニケーションがスムーズになることも忘れないようにしましょう。

ときに患者さんが興奮ぎみになり、口論になってしまうケースがあると思います。そんなときには、深呼吸をして心を落ち着けてから対応してください。ただし、患者さんが、こちらに迷惑がかかることをしたり、危ないことをしたときには、「それはよくないことだ」と、きちんと伝えるようにしましょう。一方、いいことをしたときには、「ありがとう」とほめることでコミュニケーションを深めていってください。

毎日の生活のなかで、こうしたことを心がけ、実行していくのは大変でしょう。とはいえ、患者さんとのコミュニケーションが少しでもスムーズになることは、回復の一助になると考えてもらえればと思います。

自宅療養はご家族にとっても長期戦

先ほどもお話ししましたが、ご家族は自分自身の生活リズムのペースを崩さないように心がけましょう。自宅療養は、長期間に及ぶケースが少なくありません。その間、患者さんの生活のしづらさのケアを続けるわけですから、多くの苦労が伴うと思います。

何もかもご家族で背負い込むのは困難です。「しなければならない」と、ご家族が強迫的になれば、その気持ちが患者さんに伝わってしまい、回復に悪影響を及ぼします。また、ご家族も心身に疲労が蓄積して、健康を害するおそれがあります。

それまでの生活スタイルはできるだけ守るようにして、エネルギーを使い果たしてしまわないように心がけてください。

その意味からも、家族会への参加が効果的ではないかと思います。全国にいろいろなスタイルのものがありますので、インターネットで「みんなねっと（全国精神保健福祉会連合会）」

◆家族だけで苦労を背負い込まない

家族だけで患者さんに対する苦労を背負い込まず、同じ境遇にある人たちと交流して情報交換をしたり、励まし合う

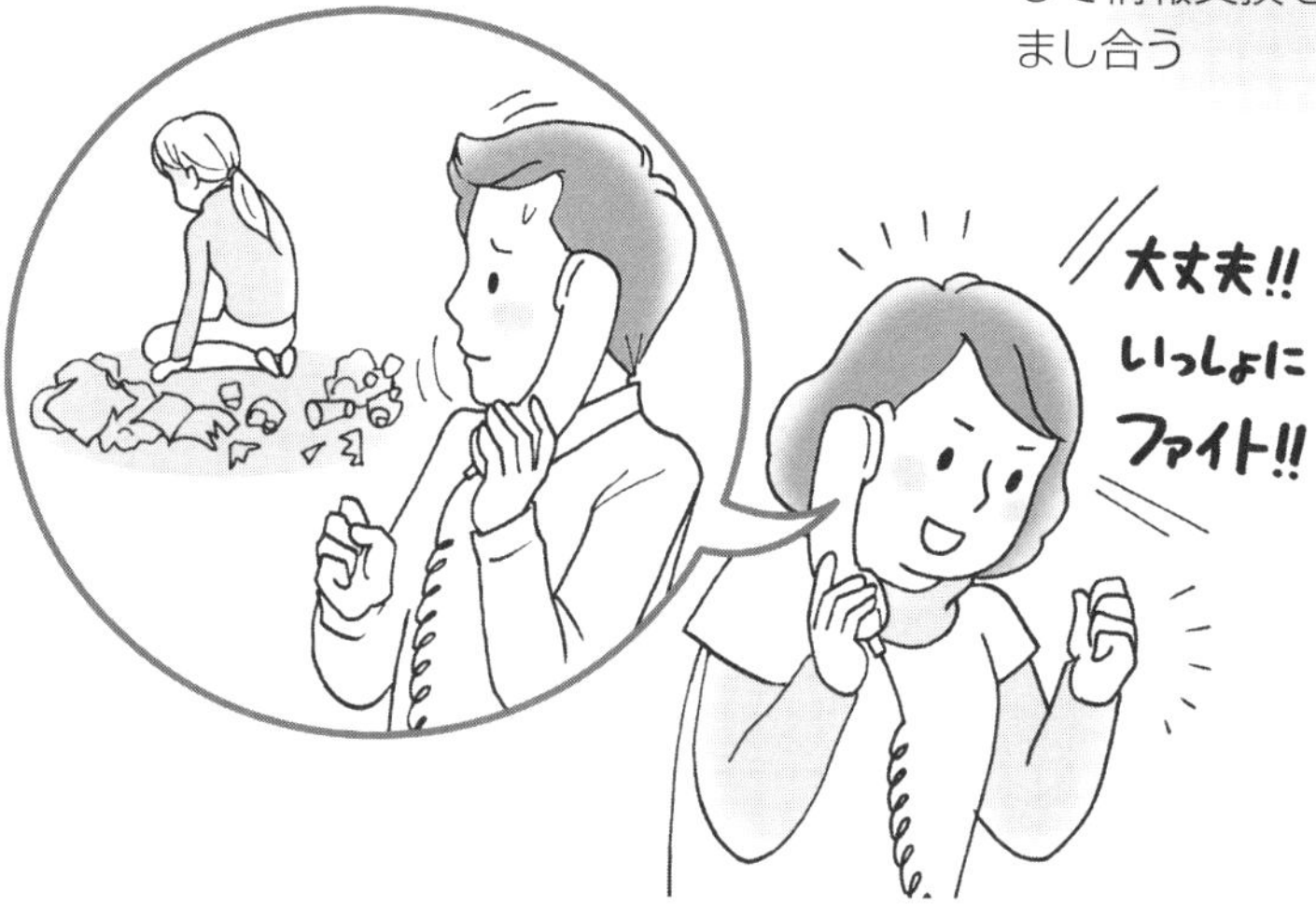

にアクセスしてみるといいでしょう。地域の援助サービスや支援窓口などもぜひ活用してください。

自宅療養での飲酒や喫煙について

飲酒については服薬との関係から、禁酒させる医師が多いようです。アルコール依存症を回避したり、生活リズムを改善していく意味からも、飲酒は控えましょう。

統合失調症の患者さんは、喫煙率が高いという報告があります。服薬との関係などから禁煙が望ましいと考えられます。

飲酒と喫煙については、主治医とよく話し合ってください。

通院治療中にご家族ができるサポート

医師への情報伝達がとても重要

病状が落ち着いたり、回復期に入り定期的に医療機関へ通院して治療を続けていくとき、ご家族や周囲の人はどのようなサポートをしていけばいいのかをお話しします。

まず自宅療養の大きな課題は、再発を最小限にくい止めることです。患者さんに「服薬を継続させること」「ストレスを回避させること」「十分な睡眠をとらせること」などです。そのためには、腫れ物にさわるような態度で患者さんに接していては、かえって逆効果です。指示どおりの服薬と定期的な通院を続けられるように、ご家族がサポートしましょう。

ご家族で患者さんをサポートするときに、助けとなるのが社会福祉資源です。精神科医療は、かつての入院治療中心から地域生活支援中心へと変わりつつあります。それは、ご家族だけで抱え込むということではなく、医療サービスと福祉支援が両輪となって包括的に行われるものです。

ご家族で患者さんの通院治療をサポートしていく場合、地域の社会福祉資源を上手に活用してください。社会福祉資源については、このあとで詳しく説明していきます。

患者さんが精神的な危機を招くとき

入院中とは違い自宅療養を続けていると、日常生活でのストレスにさらされます。こうしたストレスにうまく対処できないと、再発の危険性が高まります。統合失調症の人が注意したい２つの大きなストレスは、〝突然の大きな変化〟と〝人間関係による慢性的な刺激〟です。

たとえば、不意におとずれる変化に心が揺さぶられてしまい、うまく対処することができないと、そのことが病状の悪化や再発につながることがあります。

また、とくに家族や職場の人たちとの人間関係で長い間にわたってストレスがかかり続けると、それが病状の悪化や再発につながることがあります。

こうしたことをきっかけに患者さんが精神的な混乱を起こし、ときに緊急の事態を招いたり、再発したりする場合があります。ご家族や周囲の人は、こうしたときの危機管理について体得しておく必要があります。

危機的状況をもたらす可能性があるのは、次のようなケースです。

- 調子がよいからと服薬を中止してしまう。
- デイケアで、会ったことのない人たちと顔を合わせる。
- 一人暮らしをしようとしている。
- 何か新しいことが始まる。
- 仕事で強いストレスを感じている。
- 自己判断で市販薬を飲み始める。

・一日の活動量が極端に増えて疲れ切ってしまう。
・周囲の人とトラブルを起こす。
・ずっと不眠が続いているが、そのことを誰にも伝えない。
・新たに症状が現れたり、これまでの症状が悪化しても、医療スタッフには知らせない。
・お酒を飲み始める。

以上のような兆候がみられたら、危機的状況が引き起こされる可能性が高まるときですから、注意深く患者さんの様子を観察してください。もし患者さんが精神的な混乱を引き起こしたときには、すぐに主治医などに連絡をとりましょう。

自宅療養中に精神混乱を引き起こす予兆（例）

服薬を中止してしまう

人といさかいを起こす

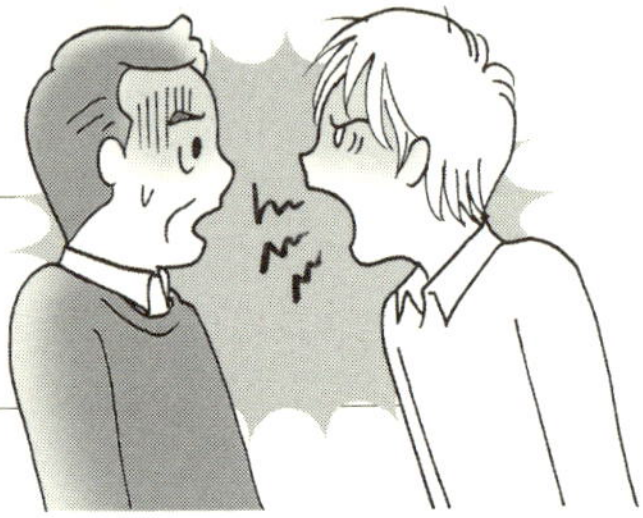

一人暮らしを始めようとする

仕事でストレスを感じている

お酒を飲み始める

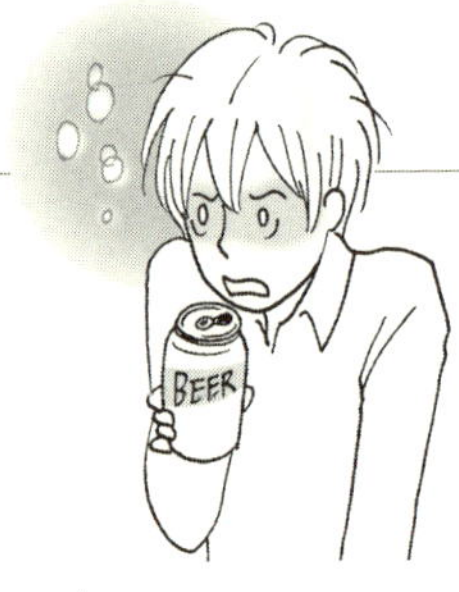

社会復帰に向けた支援プログラム

精神科リハビリテーションの重要性

先ほどもお話ししたように、統合失調症の自宅療養では、ご家族がすべてを抱え込むのではなく、さまざまな社会資源を利用しながら回復に向かっていくことが重要になります。ここでは精神科リハビリテーションとデイケアについてお話しします。

統合失調症では、多彩な症状によって社会生活や日常生活に支障をきたします。精神科リハビリテーションは、失われていない機能を生かして社会生活や日常生活の障害を克服し、意欲と希望を取り戻し、充実した人生を目指すための手段で、さまざまなノウハウがあります。

リハビリテーションの効能は、患者さんに人間関係を経験させる、患者さんの居場所をつくる、役割をもたせる、病気との共生や病気への対処を学ばせる、就労や復職の準備をさせる、生活リズムを改善させるなど、じつに多くのものがあります。

たとえば、対人関係やコミュニケーションの問題が社会復帰を阻んでいるようなケースでは、認知行動療法の原理を取り入れた社会生活技能訓練（ＳＳＴ、109ページ）やデイケアが役立ちます。

また、職業上の集中力や持続力、作業能力のリカバリー（回復）のための作業療法（108ページ）、就労に向けたステップとして、地域活動支援センターなどの準備施設（171ページ）があります。

「疾病管理とリカバリー」という考え方

精神科リハビリテーションの一つとして「疾患管理とリカバリー（ＩＭＲ）」というプログラムがあります。もともとアメリカで行われてきた回復プログラムで、科学的根拠に基づいた実践法とされ、このあとで紹介する包括型地域生活支援プログラム（ＡＣＴ）などとともに日本でも普及し始めています。

このプログラムでは、自分に適した方法で精神疾患と共存し（自己管理）、症状やストレスへの対処法を考え実践し、自分らしい納得のいく生活（リカバリーゴール）に向けて、必要な情報やスキルを獲得していくことを目指します。

ＩＭＲはテーマ（ストレス脆弱性、再発防止、社会資源など）や、技法（アートセラピーやミュージックセラピーなどの芸術療法）がパッケージ化されたプログラムです。

包括型地域生活支援プログラム（ＡＣＴ）とは？

包括型地域生活支援プログラム（ＡＣＴ）という取り組みがあります。このプログラムは訪問医療の一つで、次のような特徴をもっています。

対象となるのは重い精神障害を抱えた人で、さまざまな職種の専門家から構成されるチームが期限を定めず継続的にかかわります。訪問医療は1日24時間・365日体制で行われ、スタッフ全員で一人の利用者のケアを共有し、ほとんどのサービスを責任をもって直接提供します。

このプログラムには、医師、看護師、薬剤師、作業療法士、精神保健福祉士、臨床心理士、保健師、社会福祉士、ケアマネージャー、障害者職業カウンセラー、精神障害者職業相談員、生活保護担当相談員などの専門家がかかわります。

ACTにかかわる専門家

ACTには、さまざまな職種の専門スタッフがかかわります。そうした専門スタッフの力を活用して、回復を目指していきます。主な専門スタッフが担っている役割を紹介しておきます。

●医師

かかわる医師は精神科医です。そのなかには精神保健指定医という立場の医師がいて、措置入院や医療保護入院などの際に、適正な判断をする役割を担っています。

●看護師

外来治療、入院治療、デイケア、訪問看護など、さまざまな場面でサポートをしていきます。

●作業療法士

医師の処方のもとで、作業療法をリードします。

●精神保健福祉士（PSW）

精神科のソーシャルワーカーで、精神障害者の保護や福祉に関する相談援助、日常生活への適応訓練を行います。

●障害者職業カウンセラー

障害者職業センターのスタッフで、職業の選択、そのための課題、就職活動などを精神障害者の人とともに進めていきます。ちなみに、障害者職業センターは、各都道府県に1カ所以上設けられています。

●精神障害者職業相談員

ハローワークに配置されている精神障害者担当の職業相談員で、回復後の就業のサポートをします。

統合失調症の人の回復のためには、症状をコントロールして回復に導く医療と、生活のしづ

◆ATCにかかわる専門スタッフ

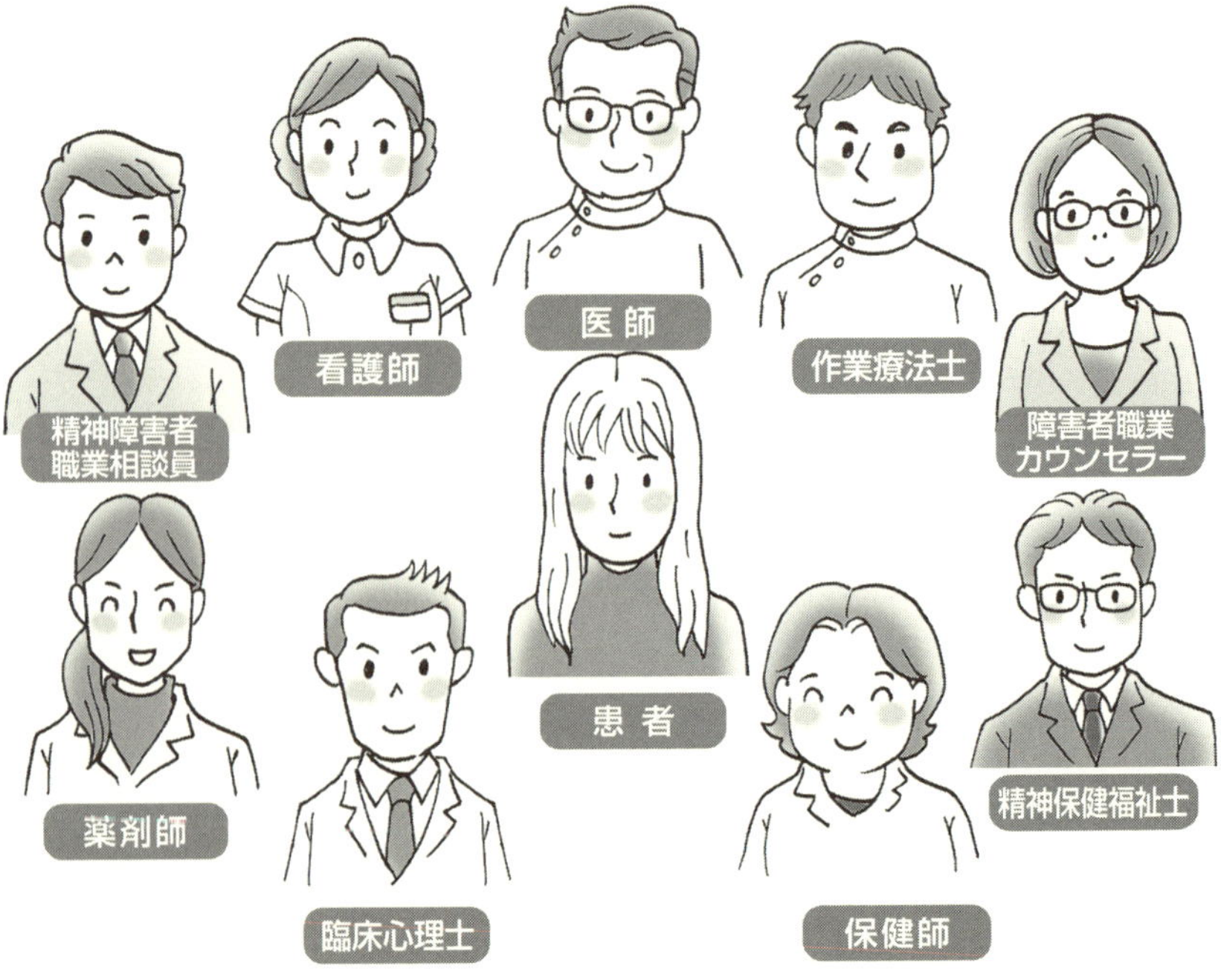
医師
看護師
作業療法士
精神障害者
職業相談員
障害者職業
カウンセラー
患者
薬剤師
精神保健福祉士
臨床心理士
保健師

らさを改善させていく福祉の両面からのアプローチが必要です。医療と福祉双方が患者さん本人、ご家族とともに複合して取り組んでいくことが重要になってきます。

ＡＣＴのような訪問型の地域医療サービスは、その一つの理想型ともいえるでしょう。

デイケアで行うこととは？

デイケアもリハビリテーションの一環です。デイケアとは、社会復帰に向けた準備のための場の提供を意味します。自分に合ったプログラム（作業療法など）に取り組みながら集中力の向上や作業能力の改善などを図ることで、精神的な安定や自信の回復に大きな効果をもたらします。

デイケアの活動内容は、主に次のような内容に分けられます。

- 他者とともに過ごすことに慣れるための活動。
- 会話を通して他者との交流に慣れるための活動。
- リラクゼーションや楽しみのための活動。
- 健康管理、体力づくりのための活動。
- 生活の幅を広げるための、小さなチャレンジの活動。

同じ病気をもつ者どうしがともに活動することで、対人関係の回復にも役立ち、自分なりの病気とのつき合い方がみえてくるという効果が期待できます。

社会復帰を目指すにあたって、精神科リハビリテーションとデイケアは大きな助けになるはずです。

社会復帰に向けたプロセス

人生への前向きな姿勢を失わずに

これまで何回かお話ししてきたように、統合失調症の回復には長い時間がかかるケースもあります。しかし、課題を一つずつ乗り越えていくことで、社会生活や家庭生活の継続は十分に可能です。

患者さんが病気から回復して、仕事や学業などに復帰するとき、あるいは新たに就労を考えるとき、さまざまな障壁があるかもしれません。しかし、先ほどもふれたように専門スタッフの力を借り、支援施設を十分に活用して前向きに進むことが肝心です。

復学・復職のポイント

まず復学についてですが、統合失調症によって休学を余儀なくされている場合、中学生や高校生であれば、学校の担任教諭や養護教諭、スクールカウンセラー、スクールソーシャルワーカーなどが連携をとり、主治医からの復学可能という診断書の提出を受けたら復学の手続きを行います。

大学の場合、精神疾患を抱えた学生に対する就学支援を積極的に行っているケースもあります。主治医と大学の保健管理センター、精神科保健医などが連携して、復学へのサポートをしていきます。

復学のポイントとしては、まず症状がある程度落ち着いていて、幻覚や妄想がほとんど消えているという点が挙げられます。そして、病識があり、十分に言語的コミュニケーションが図れて、一人で通学できるといった点も考慮されます。さらに家族の協力が得られることも大切です。

次に復職についてですが、休職して病気の療養を続けた結果、症状が回復して生活リズムも整い、さらに仕事に対する意欲や集中力も取り戻したときに、主治医が〝復職可能〟と判断しても、いきなり今までどおりに仕事ができるとは思わないようにしましょう。

◆復学へのサポート体制

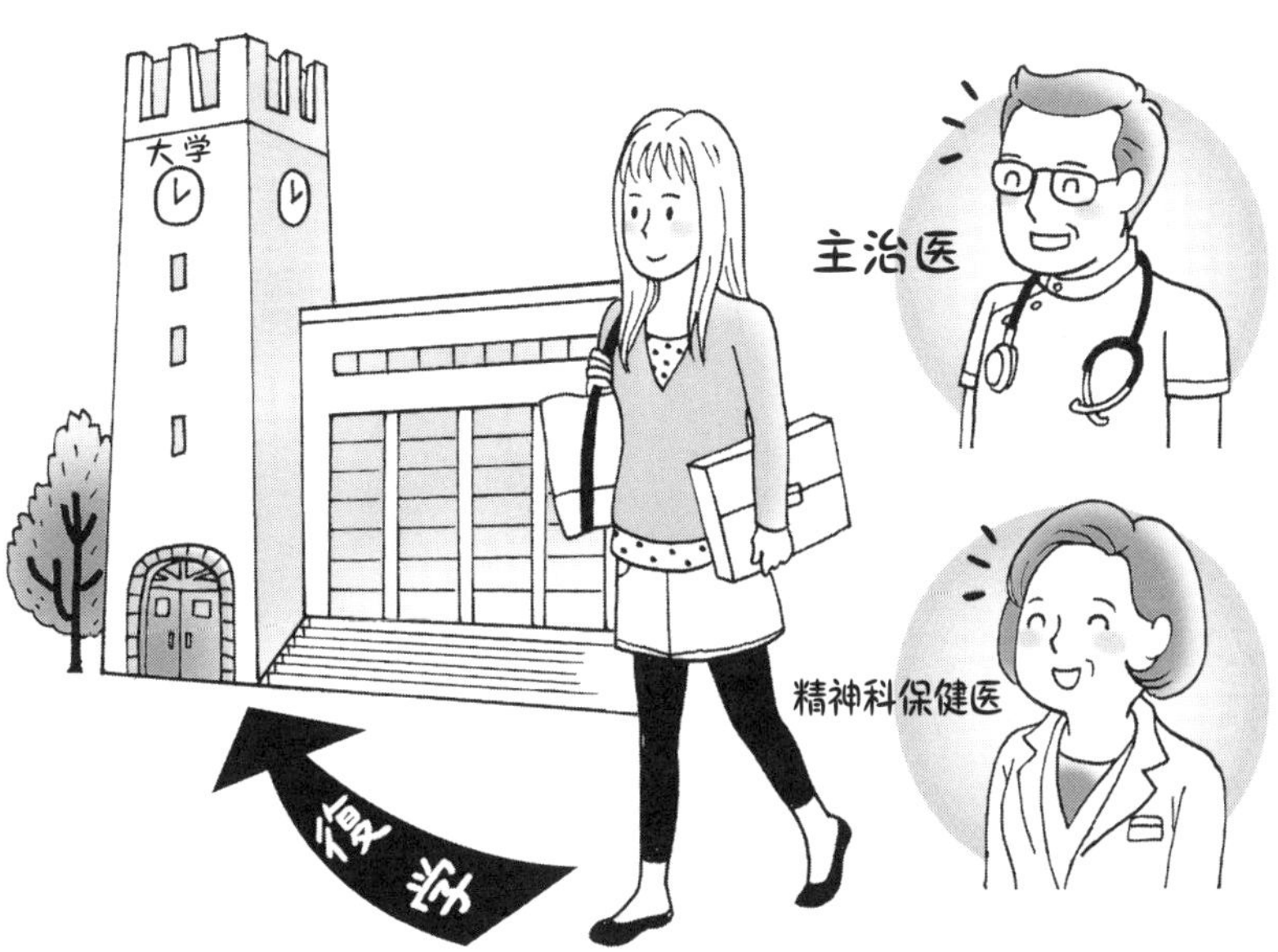

まず〝リハビリ出社〟いう気持ちでのぞんでください。陰性症状（39ページ）が少し残っていたり、対人関係にまだ不安がある場合には、配置転換や勤務時間短縮などを考慮してもらう必要があります。

◆ 復職プログラム

生活リズムの改善
朝から活動できるような生活リズムの獲得を図る
職場復帰に必要な能力の向上
作業療法やSSTなどで集中力や持続力、コミュニケーションスキルなどの向上を図る
再発予防の学習
病気に対する理解を深め、ストレスコントロールなどを身につけていく。そのために、さまざまなストレス対処法などを体験する

産業医がいる企業であれば、主治医からの申し送りに沿って対処してくれます。産業医のいないケースでは、信頼できる上司に復職を伝え、現状を把握して、適した部署やし就業時間などについて検討してもらうように願い出てみることをおすすめします。

復職するにあたって、どんな病気で休職していたのかを、あえて伝える必要はありません。また、休職や復職に際して診断書が必要になる場合、主治医は患者さんにとって不利益がないように配慮して、作成してくれるはずです。

学校や職場に復帰しても服薬は続け、再発のサインを見逃さないように注意しながら、学業や仕事を続けていってほしいと思います。復職の場合、職場復帰が決まったら、デイケア（149ページ）などで行われる復職支援プログラムなどに参加しておくのもいいかもしれません。

統合失調症で療養を続けていると、それが長期になればなるほど、仕事に就くことが難しくなっていくという現実があります。

そのために、社会福祉の分野では、さまざまな職業・就労訓練施設（訓練プログラム）や就業の場を設けて、精神疾患に苦しむ人たちの就労に努めています。

結婚についてのさまざまな見解

当たり前の話ですが、統合失調症という病気があっても、恋愛もすれば結婚も望みます。性的関心の程度もあまり変わらないようです。

ただし、恋愛や失恋、結婚や離婚は大きなストレスであり、ともすれば再発の引き金になる可能性も否定はできません。相手が病気のことを知り、それをきっかけに離れていくことも珍しくありません。

結婚については、まずパートナーとそのご家族の病気に対する理解と協力が欠かせません。

女性の場合、妊娠・出産については、主治医と相談しながら慎重に進めていきましょう。統合失調症発症の一要因として遺伝的体質が挙げられますが、病気が遺伝するわけではなく、なりやすい体質の一部が伝わるということです。こうしたことを、患者さんのご家族が相手やそのご家族にきちんと話して、理解してもらうことが大切です。

妊娠中も抗精神病薬の服用は必要です。胎児への影響が心配だからといって、服薬を中断して再燃や悪化を招くと、出産自体が危ぶまれる事態になりかねません。ただし、授乳に関しては、薬物の成分が母乳へ移行することも考えられるので、母乳は避けたほうがいいでしょう。

統合失調症という病気を抱えて育児をしていくのは、困難なこともあるかと思います。結婚生活や育児には、病状を悪化させるさまざまなストレスが潜んでいます。出産後になんらかの症状が現れるケースも少なくありません。そのような事態に陥らないように、ご家族の注意深い観察と、サポートが必要となる可能性が少なくありません。

主治医とよく相談し、パートナーやそのご家族の理解が得られるように十分話し合うことが大切です。話し合いの結果、結婚や出産が生きがいとなることがかなうのであれば、それは素晴らしい体験になるでしょう。

◆結婚の場合は、周囲の理解とサポートが必要

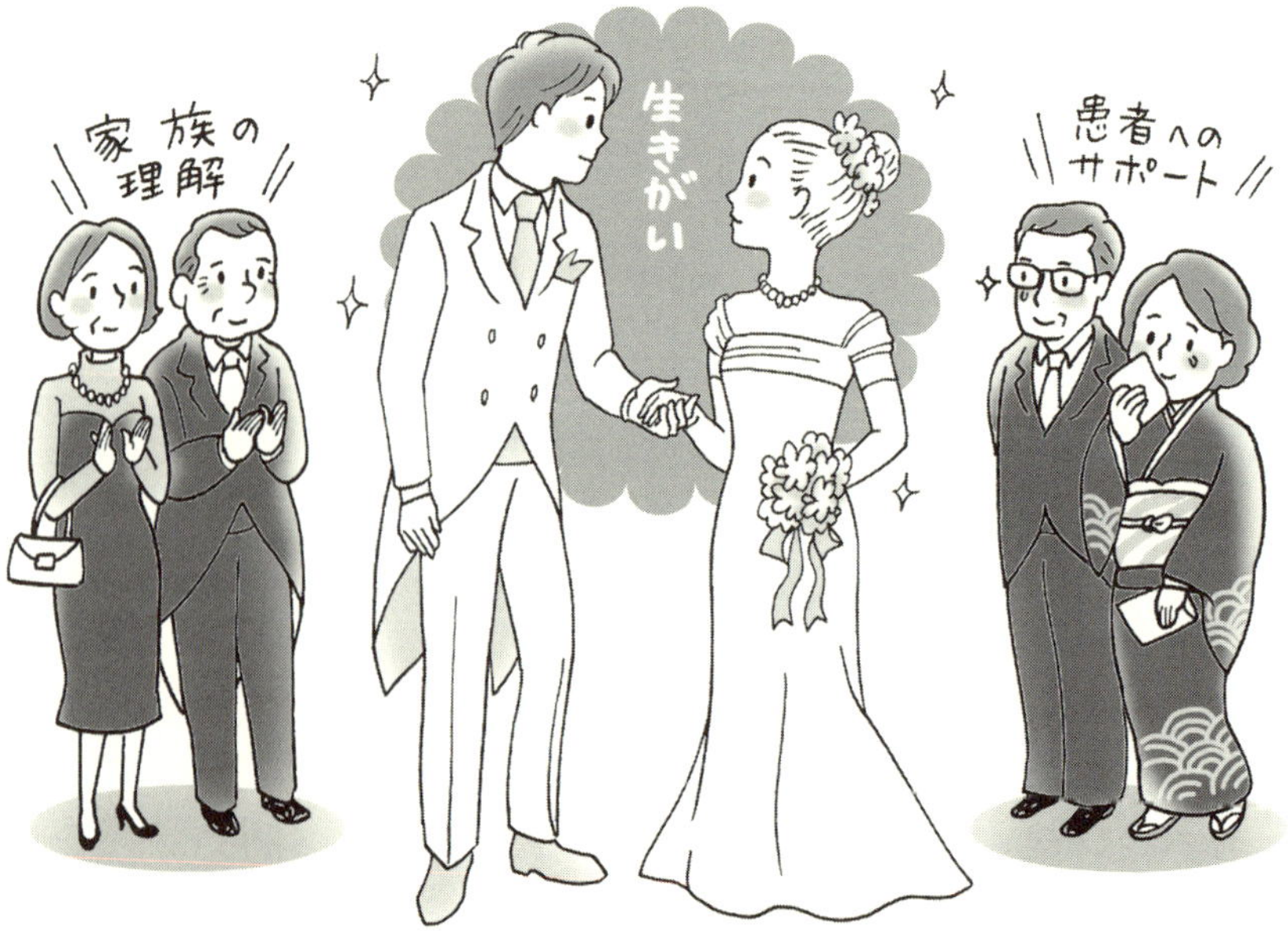

第5章

支援制度を活用して回復・社会復帰を目指す

統合失調症が回復していくプロセスにおいて、さまざまな社会福祉資源のサポートは不可欠な要素です。

必要な支援施設、プログラム、支援制度などを活用し、回復へのしっかりとした基盤をつくっていきましょう。

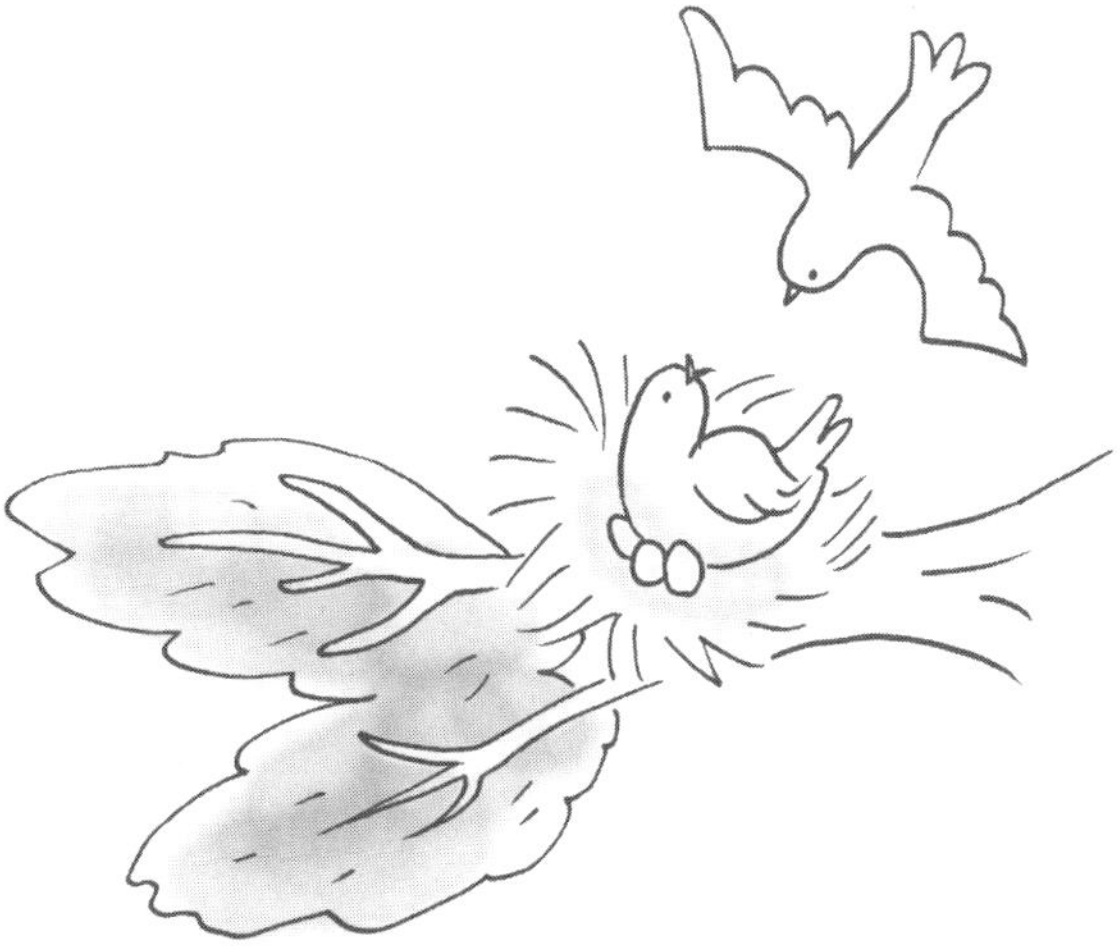

精神障害者保健福祉手帳について

精神障害者の積極的な社会参加を促すために

精神疾患の患者さんをサポートするために、いくつかの国の制度があります。〝精神障害者保健福祉手帳〟もその一つです。

精神障害者保健福祉手帳の交付は、精神疾患によって長い期間にわたり日常生活や社会生活の制約を強いられている人を対象に、一定程度の精神障害にあることを認定する制度です。認定されると、自立や社会参加の促進のためにさまざまな支援が受けられます。

精神障害者健康福祉手帳の対象疾患には、統合失調症のほかに、うつ病や躁うつ病などの気分障害、てんかん、薬物やアルコールによる急性中毒、またはその依存症、高次脳機能障害、発達障害（自閉症、学習障害、注意欠陥多動性障害等）、そのほかの精神疾患（ストレス関連障害等）などがあります。

認定を受けるためには、対象となる精神疾患と診断されてから6カ月以上を経過している必要があります。

精神障害者保健福祉手帳の等級には1級から3級まであり、障害年金の等級にほぼ相当します。申請を受け、提出された診断書などに基づ

◆ 精神障害者保健福祉手帳に基づく優遇措置（東京都の例）

・税制の優遇措置
・路線バスの運賃半額割引
・東京都精神障害者都営交通乗車証の交付
・生活保護の障害者加算（1級および 2級のみ）
・都営住宅の優先入居、使用承継制度および特別減額（特別減額は1級および 2 級のみ）
・都立公園・都立施設の入場料免除
・都立公園付設有料駐車場の利用料金免除
・東京都障害者休養ホーム事業
・NTT 電話番号案内の無料利用（ふれあい案内）
・携帯電話料金の割引
・生活福祉資金貸付制度
・駐車禁止規制からの除外措置（1級のみ）
・NHK の受信料免除

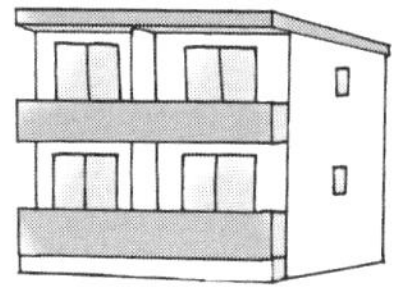

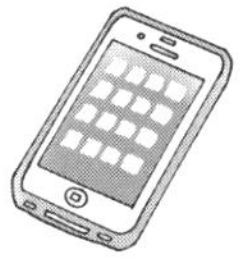

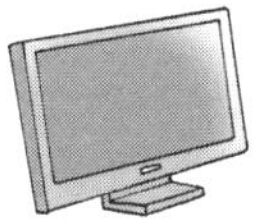

◆ 身体障害者保健福祉手帳の等級

1級	精神障害であって、日常生活の用を弁ずることを不能ならしめる程度のもの（おおむね障害年金 1 級に相当）
2級	精神障害であって、日常生活が著しい制限を受けるか、または日常生活に著しい制限を加えることを必要とする程度のもの（おおむね障害年金 2 級に相当）
3級	精神障害であって、日常生活もしくは社会生活が制限を受けるか、または日常生活もしくは社会生活に制限を加えることを必要とする程度のもの（おおむね障害年金 3 級に相当）

いて審査を行い、等級が決定されます。

申請は、居住している区市町村の障害者福祉窓口で行います。

区市町村が独自に、精神障害者保健福祉手帳の所有者へ優遇措置を講じていることもありますので、お住まいの市区町村の担当窓口に問い合わせてみましょう。

また、民間団体や企業などにおける優遇措置については、各団体に直接問い合わせてみてください。

◆精神障害者保健福祉手帳の申請から決定の流れ

居住する区市町村の障害者福祉窓口に、障害者手帳申請書、診断書または障害年金や特別障害給付金の受給を証明する書類、本人の写真を提出

交付予定日の通知を希望するときは宛名を記した郵便はがきを提出

▼

診断書などに基づいて審査して等級を決定し交付

▼

2年ごとに更新

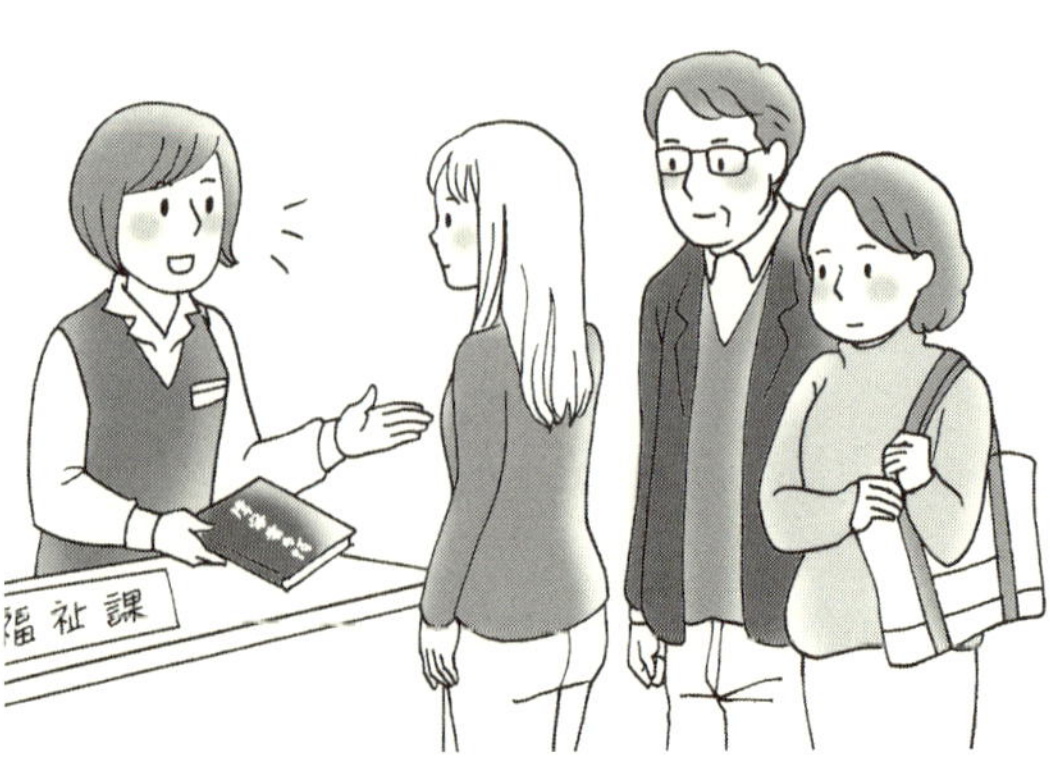

さまざまな所得保障制度

精神障害者に対する3つの所得保障

精神障害者に対する所得保障の制度には、年金、社会手当、生活保護の３つがあります。それぞれに支給対象や給付額、財源などは違いますが、相互にかかわり合っています。

こうした所得保障制度は、統合失調症の人が経済的自立を図るために重要な役割を担っています。

年金の障害者給付には、国民年金加入者に対する障害基礎年金と、厚生年金加入者に対する障害厚生年金があります。

障害基礎年金

障害基礎年金が支給される条件は、次の項目となります。

- 初診日に、国民年金に加入していたこと。または、60歳以上65歳未満で過去に国民年金に加入していた人。
- 障害認定日において、一定の障害の状態にあること。
- 初診日の前々月までの国民年金の保険料を3分の2以上の期間納めたか、免除されていたこと。ただし、平成18年3月31日までの病気やけがによる障害者については、初診日の前々月までの1年間に滞納期間がなければ支給される。
＊20歳になる前から障害のあった人は、20歳に達した日に一定の障害状態にあること。
・年金額は、1級障害月額8万1925円（年額98万3100円）、2級障害月額6万5541円（年額78万6500円）。
・65歳以上の人（65歳未満で老齢基礎年金を受給している人を含む）は対象外。

障害厚生年金

障害厚生年金が支給される条件は、次のものがあります。
・初診日に厚生年金に加入していたこと。
・障害認定日において一定の障害状態にあること。
・初診日の前々月までの厚生年金の保険料を3分の2以上の期間納めたか、免除されていたこと。

ただし、平成18年3月31日までの病気やけがによる障害者は、初診日の前々月までの1年間に滞納期間がなければ支給されます。

各種手当は国と自治体から支給される

各種の社会手当は、国・都道府県・市町村から支給されます。対象となるのは入院をしていない重度の精神障害者で、都道府県知事・市長および福祉事務所を管理する町村長の認定を受けた人です。「特別障害者手当」「障害児福祉手当、福祉手当（経過措置分）」「特別児童扶養手当」がありますが、ここでは特別障害者手当についてふれておきます。

●特別障害者手当

重度の障害によって常に精神的、物質的な特別の負担（介護）が必要となるとき、その軽減の一助として支給される手当で、特別障害者の福祉の向上を図るための制度です。特別障害者手当の支給月額は2万6260円ですが、所得制限があり、本人やその配偶者、または扶養義務者の前年の所得額が一定額以上であるときは支給されません。

生活保護は低所得者に対する所得保障制度

生活保護は、低所得で生活が著しく困難なケースに対する所得保障制度です。土地や家屋、預貯金、生命保険、有価証券、自動車といった資産の所有がいっさいなく、扶養義務者からの援助を受けられず、働いて一定の収入を得ることも難しいときに受給の要件を満たします。申請の相談窓口は、市区町村の福祉事務所です。

◆生活保護の申請

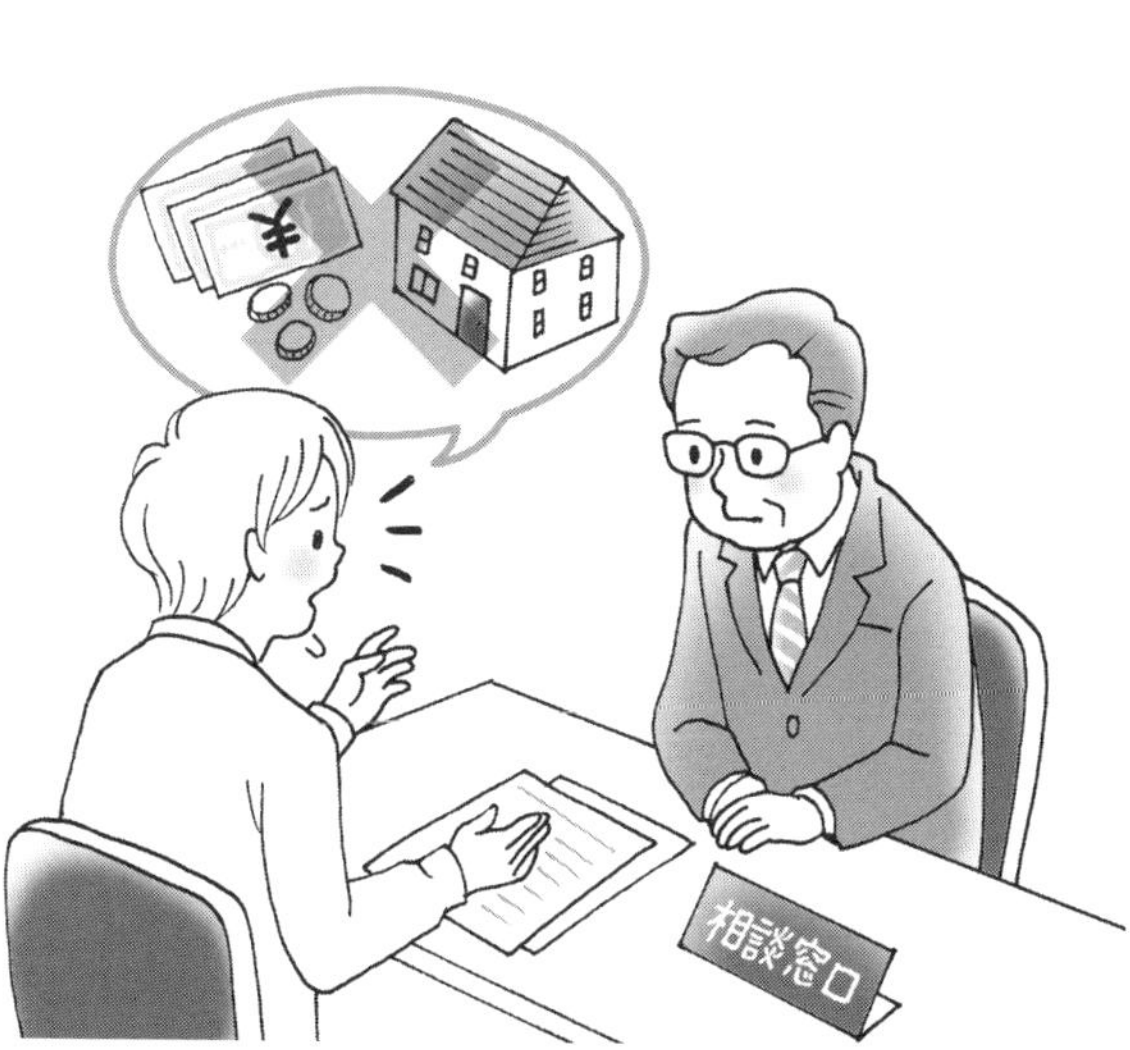

障害者自立支援法による障害者医療公費負担制度

自立支援法による通院医療費助成制度

平成18年に障害者自立支援法が施行され、それまでにあった精神保健福祉法に基づく「精神通院医療費公費負担制度」、身体障害者福祉法による「更生医療」、児童福祉法による「育成医療」を一元化した自立支援医療制度となりました。

障害者自立支援法による通院医療費助成制度は、精神科医療を通院によって続けるとき、保険適用のうえでの自己負担分を公費で助成する制度です。精神疾患をもち、継続的な治療を要する症状がみられる人が対象となります。

対象となる精神疾患には、統合失調症のほかに、躁うつ病（気分〈感情〉障害）、非定型精神病（統合失調症の症状と躁うつ病の症状が併存する症候群）、てんかん、中毒精神病、器質精神病（認知症、高次脳機能障害など）、知的障害、その他の精神疾患（神経症性障害、ストレス関連障害、成人の人格および行動の障害、食行動異常や睡眠障害を含む生理的障害および身体的要因に関連した行動症候群、心理的発達の障害、小児〈児童〉期および青年期に生じる、行動および情緒の障害など）があります。

具体的には、医療保険の3割自己負担のうち、

２割を国が助成する制度で、患者さんの自己負担額は総医療費の１割となります。

　ただし、世帯の所得が低かったり、継続的に相当額の医療費負担が生じるときには、月額負担に上限が設けられます。具体的には、生活保護世帯の人は負担上限額０円、住民税非課税世帯で本人収入が80万円以下の人は負担上限額２５００円、住民税非課税世帯で本人収入が80万円を超えている人は負担上限額５０００円です。

　一定以上の所得がある人（住民税所得割が23万５０００円以上の人。所得割とは所得に10％の税率を掛けて算出した住民税のことです）は、疾病や症状などが重度で継続に該当する場合を除き、自立支援医療制度の対象外となります。

◆通院医療者助成制度のしくみ

通院医療費助成制度を受けると、病院窓口で支払う医療費の自己負担が１割（通常３割）になる

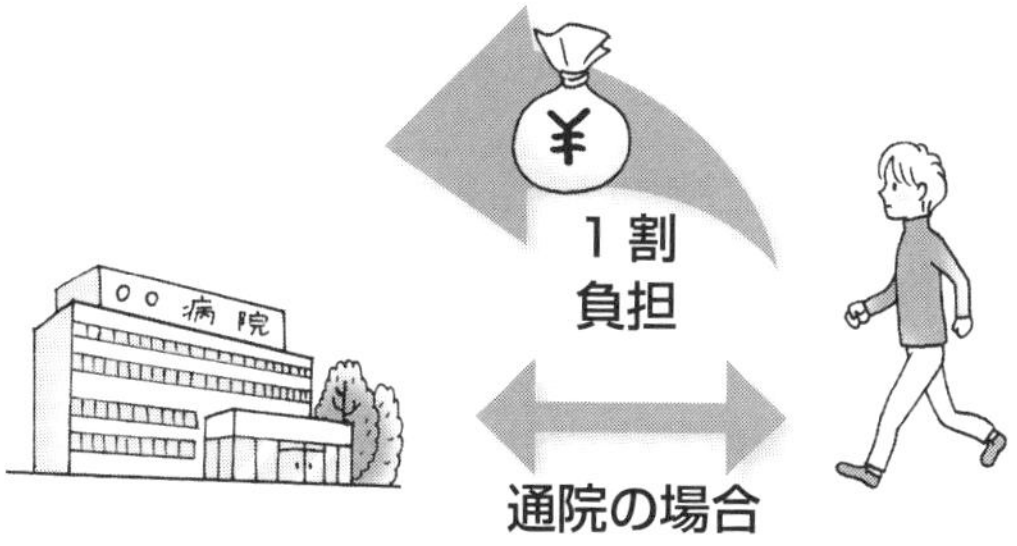

医療費公費負担制度（措置入院）

　精神科医療にかかる医療費を公費で負担する制度には、措置入院に対するものもあります。

　措置入院とは、「精神障害者、またはその疑いのある者が、精神障害のため自身を傷つけた

◆医療費公費負担制（措置入院）のしくみ

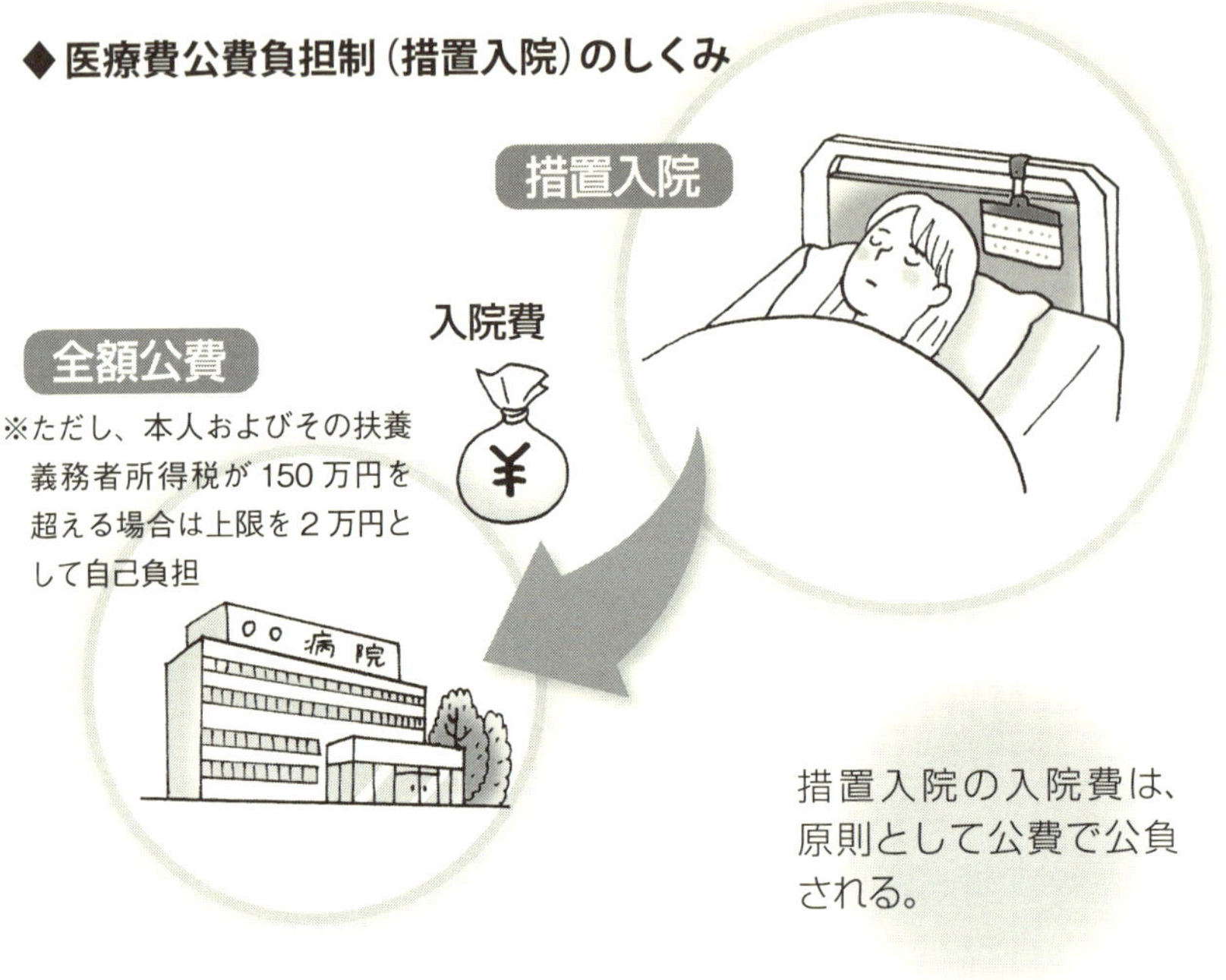

措置入院の入院費は、原則として公費で公負される。

り、他人に害を及ぼすおそれのある状態」（精神保健福祉法29条）と判断されたとき、知事の命令によって行われる強制的な入院のことです。ちなみに、状態の判断は所定の手続きを踏まえ、２人の精神保健指定医の診察によってくだされます。

措置入院にかかる入院費は、原則として公費で負担されます。ただし、本人およびその扶養義務者の所得税が１５０万円を超える場合は、２万円を上限として自己負担が求められます。

また、精神疾患のために入院治療が必要な満18歳未満の人に対しては、小児精神障害者入院医療費助成制度があります。健康保険の被保険者および被扶養者が対象で、精神科病床での入院治療費（食事療養標準負担額を除く）を公費で負担します。

成年後見制度について

患者さんの判断能力が不十分なときは

認知症、知的障害、精神障害などによって判断能力が不十分なとき、さまざまな契約事項や財産管理、遺産相続協議などの案件を遂行するのが難しいケースがあります。このようなケースで不利益な契約を結んでしまったり、悪徳商法の被害にあったりすることを防ぐため、判断能力が不十分な人を保護して支援する制度が「成年後見制度」です。

成年後見制度は〝任意後見制度〟と〝法定後見制度〟に大別されます。

任意後見制度は、本人の判断能力が十分なうちに、いずれ自分の判断能力が不十分となったときのための後見内容と後見人を決めておく制度です。任意後見契約を締結しておくことで、たとえば、認知症を発症したときに家庭裁判所に申し立てをすることで、任意後見人が定められた事務を開始できます。

法定後見制度は家庭裁判所によって選定された成年後見人（あるいは保佐人・補助人）が本人の利益を考慮し、代理として契約などの法律行為を行ったり、法律行為の際に同意を与えたり、本人の同意による不利益な法律行為を取り消すことによって、本人を保護・支援します。

◆ 成年後見制度

成年後見制度は、判断能力が不十分な人に対して、次のことを保護、支援する

財産管理
（預金、不動産など）

契約
（各種制度の利用、施設入所など）

協議
（財産の分割など）

任意後見制度

対象者：まだ判断力が衰えていない人
内　容：十分な判断力があるうちに、あらかじめ自らが選んだ代理人（任意後見人）に、本人の判断能力が低下したのち、自分の生活や療養看護、財産管理に関する事務について代理権を与える

法定後見制度

対象者：判断力が衰えた人
内　容：精神上の障害で、判断力が鈍っている場合、別の人に「財産の管理」「各種制度の利用」「財産分割などの協議」などを委任する。障害の程度によって３種類に分けられる

	後見	保佐	補助
対象者	精神上の障害などによってほとんど判断できない人	精神上の障害によって、判断能力が著しく不十分な人	精神上の障害によって判断能力が不十分な人
鑑定の必要性	原則として必要		不要。診断書が必要
申し立てできる人	本人、配偶者、四親等内の親族、市区町村長、検察官など		
申し立て時の本人同意	不要	必要	
成年後見人などの同意（取消）が必要な範囲	日常生活に関する行為以外の行為	民法13条1項（借金、訴訟行為、相続の上人・放棄・新築・改築など）に定める行為	民法１３条１項に定める行為の一部（本人の同意が必要）
成年後見人などに与えられる代理権の範囲	財産に関するすべての法律行為についての代理権と財産管理権	申し立ての範囲内で、家庭裁判所が定める「特定の法律行為」	

2012年12月現在

さまざまな自立支援や福祉施設

障害者の自立を支援するサポート体制

平成18年に施行された障害者自立支援法によって、精神障害者に対する福祉サービスはそれまでの体系から新サービスに移行しています。

障害者自立支援法とは、「障害者および障害児が、その有する能力および適性に応じて、自立した日常生活、または社会生活を営むことができるようにする」ことを目的とする法律で、平成25年４月１日からは障害者の定義に難病などを追加した「障害者総合支援法」として実施されます。

まず精神障害者社会復帰施設などを簡単にみておきましょう。

●精神障害者生活訓練施設（援護寮）

生活の場を提供し、専門スタッフによる生活指導などによって利用者の自立を支援します。精神障害のためにまだ自立が困難で、社会復帰を希望する人のうち、共同生活を営める人、精神科デイケア施設や通所授産施設、共同作業所などへ通うことができる人が対象となります。

●精神障害者授産施設

今はまだ就労が困難な精神障害者で、将来的に就労の希望をもち、相当程度の作業能力がある人が対象で、必要な訓練を行って自立を支援します。通所型と入居型があり、入居型では自立した日常生活を営めることが条件となります。

●精神障害者福祉ホーム

ある程度の自活能力をもつ精神障害者で、家庭環境や住宅事情などによって住まいの確保が難しい人が対象となります。生活の場を提供し、必要な指導を行って社会参加、家庭復帰を促します。

●精神障害者福祉工場

作業能力はあっても、対人関係や健康管理などの面から就労が困難な精神障害者を雇用し、社会的自立を支援します。

●精神障害者地域生活支援センター

精神障害者にかかわるさまざまな問題について、相談、指導、助言、精神障害者福祉サービスの利用促進などを行い、自立と社会参加のサポートを行います。

●精神障害者グループホーム

精神障害者が数人で営む共同生活の場で、日常生活のためのスキル（掃除や洗濯、炊事など）や金銭管理、時間管理、対人コミュニケーション、服薬コンプライアンスなどをしっかり身につけて自立を図ります。支援スタッフが食事の世話、金銭管理への助言、服薬指導、日常生活面における相談などを行います。

●精神障害者ショートステイ施設

さまざまな理由で在宅生活が一時的に難しくなった精神障害者が、短期間だけ利用できます。

●精神障害者共同作業所

退院後にまだ就労に自信がもてない人や、自宅療養している人を対象に、作業訓練や生活訓練などを行い、作業能力や社会適応を高めて地域社会での自立を支援します。

こうした支援施設を利用して社会復帰を目指すようにしましょう。詳しいことは、お住まいの市区町村の福祉担当窓口（役所の障害福祉課や保健所など）に問い合わせてみてください。

福祉サービスにかかわる自立支援給付

障害者自立支援法によるサービスには、次のものがあります。

介護給付

・**居宅介護**（ホームヘルプ）

自宅で入浴、排せつ、食事の介護などを行います。

・**重度訪問介護**

重度の肢体不自由者で常に介護を必要とする人に対し、自宅で入浴、排せつ、食事の介護、外出時の移動支援などを総合的に行います。

・**同行援助**

視覚障害者の外出に際して必要な援助を行います。

・**行動援護**

自己判断能力が制限されている人が行動するときに、危険を回避するために必要な支援、外出支援を行います。

・**重度障害者等包括支援**

介護の必要性がかなり高い人に、居宅介護など複数のサービスを包括的に行います。

・**児童デイサービス**

障害児に、日常生活における基本的な動作の指導、集団生活への適応訓練などを行います。

・短期入所（ショートステイ）

自宅で介護する人が病気の場合などに、短期間、夜間も含め施設で、入浴、排せつ、食事の介護などを行います。

・療養介護

医療と常時介護を必要とする人に、医療機関で機能訓練、療養上の管理、看護、介護および日常生活の世話を行います。

・生活介護

常に介護を必要とする人に、昼間、入浴、排せつ、食事の介護などを行うとともに、創作的活動または生産活動の機会を提供します。

・障害者支援施設での夜間ケアなど（施設入所支援）

施設に入所する人に、夜間や休日、入浴、排せつ、食事の介護などを行います。

・共同生活介護（ケアホーム）

夜間や休日、共同生活を行う住居で、入浴、排せつ、食事の介護などを行います。

サービスのなかには、自宅療法を支えるものが多く、利用するようにしましょう。お住まいの市区町村の担当窓口（役所の障害福祉課や保健所など）に問い合わせてみてください。

自立を支援するさまざまな制度

●訓練等給付

・自立訓練（機能訓練・生活訓練）

自立した日常生活や社会生活ができるよう、一定期間、身体機能や生活能力の向上のために必要な訓練を行います。

・**就労移行支援**

一般企業などへの就労を希望する人に、一定期間、就労に必要な知識および能力の向上のために必要な訓練を行います。

・**就労継続支援（A型＝雇用型、B型＝非雇用型）**

一般企業などでの就労が困難な人に、働く場を提供するとともに、知識および能力の向上のために必要な訓練を行います。

A型では、事業所と雇用契約を結んで一般就労も目指します。B型では、雇用契約は結ばずに就労機会の提供を行います。

・**共同生活援助（グループホーム）**

夜間や休日、共同生活を行う住居で、相談や日常生活上の援助を行います。

職場への復帰、働く場の提供など、自立への道を開く支援制度を積極的に活用することは、社会復帰への第一歩となります。詳しくは、お住まいの市区町村の担当窓口（役所の障害福祉課や保健所など）に問い合わせてみてください。

多彩になってきた地域での支援事業

地域生活支援事業

・**移動支援**

円滑に外出できるよう、移動を支援します。

・**地域活動支援センター**

創作活動または生産活動の機会の提供、社会との交流などを行う施設です。

・**福祉ホーム**

住居を必要とする人に、低額料金で居室などを提供し、日常生活に必要な支援を行います。

地域障害者職業センターとハローワーク

就労のためのさまざまなサポート

職場への復帰、新たな職場への就労などをサポートしているのが、地域障害者職業センターです。

具体的には、ハローワーク（公共職業安定所）と連携して障害者の就職相談、職業能力などの評価、就職前のサポートから就職後の職場適応のフォローまで、それぞれの状況に応じた継続的なサービスを提供しています。

地域障害者職業センターで行われているサービスには、次のものがあります。

●職業能力の評価

職種の希望などを聞いたうえで職業能力などを評価し、就労に適応するために必要なサポート内容や方法などを含む支援計画（職業リハビリテーション計画）をつくります。

●職業指導

職業選択を適切に行えるように、また、職場でしっかりと働き続けられるように相談や助言を行います。

就労に向けての職業準備支援では、センター内での作業体験、職業準備講習カリキュラム、グループミーティングなどにより、自分の作業能力と傾向（得意なことや苦手なこと）、対人関係の特徴などについて理解を深めていくようにサポートします。

●精神障害者総合雇用支援

統合失調症などの精神疾患のある人と、その人を雇用する（あるいはしている）事業主に対して、雇用促進や職場復帰、雇用継続のための専門的支援を行います。

●ジョブコーチ

職場適応援助者（ジョブコーチ）による支援事業です。

就労や社会適応に課題のある精神障害者などの雇用の促進を図るため、事業所にジョブコーチを派遣して障害者と事業主に対して専門的な援助を行います。

◆就労サポート

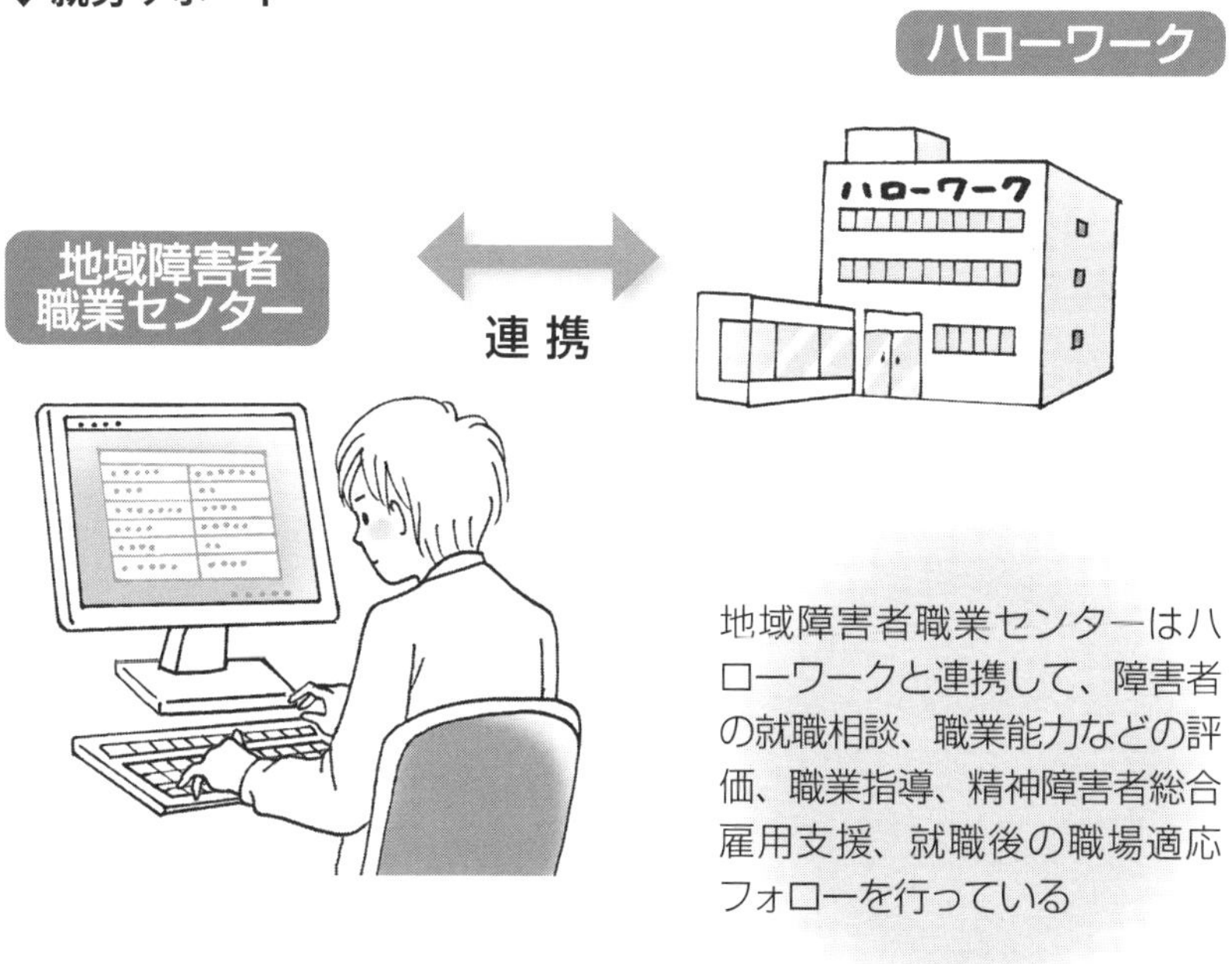
ハローワーク
ハローワーク
地域障害者職業センター
連携
地域障害者職業センターはハローワークと連携して、障害者の就職相談、職業能力などの評価、職業指導、精神障害者総合雇用支援、就職後の職場適応フォローを行っている

また、地域障害者職業センターでは、精神疾患によって休職している人、その人の復職を受け入れる事業主を対象にして、医療スタッフと連携して職場復帰に向けたサポートも行っています。地域障害者職業センターの職場復帰支援（リワーク）の利用にあたっては職場復帰支援説明会を用意し、休職者、企業担当者に向けてそれぞれに開催しています。

支援の対象は、雇用保険適用事業所に勤めている人です。国・地方公共団体・特定独立行政法人に勤めている人は、対象外となります。

＊

仕事をしていた人の最終目標は、自宅療養を経て職場への復帰や、新たな仕事への就労にあるでしょう。社会復帰のためのさまざまな制度や支援施設、サービスを活用して目標を達成することを目指してください。

最終章では、解明されつつある統合失調症の発症メカニズム、医療システムの変化そして、早期介入（受診）など、統合失調症治療の展望をお話ししていきます。

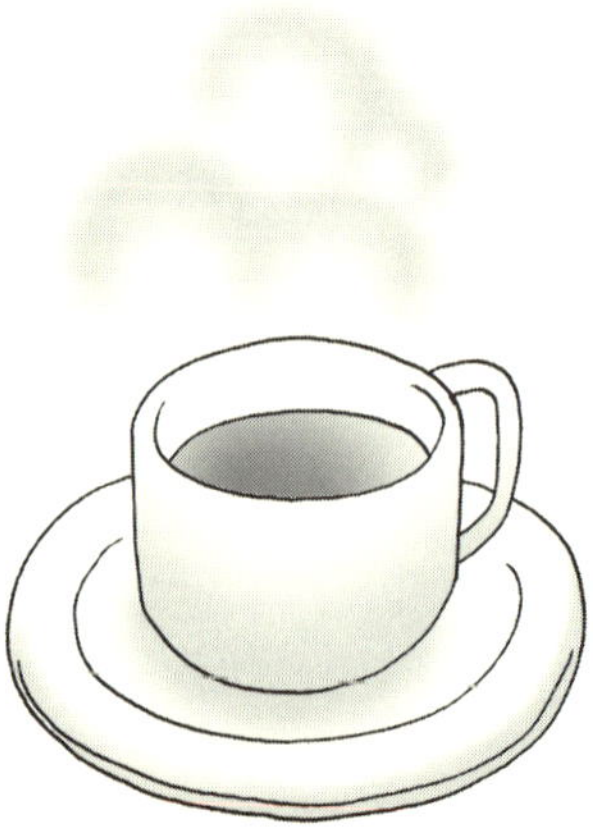

第6章

早期回復のために

早期発見につながる発症メカニズムの解明、
医療システムの変化、精神保健医療改革の提唱など、
統合失調症の患者さんやご家族を取り巻く環境は、
確実に変わろうとしています。
統合失調症のこれからをみていきましょう。
とくに思春期の早期介入は、
早期回復につながる重要な要素です。

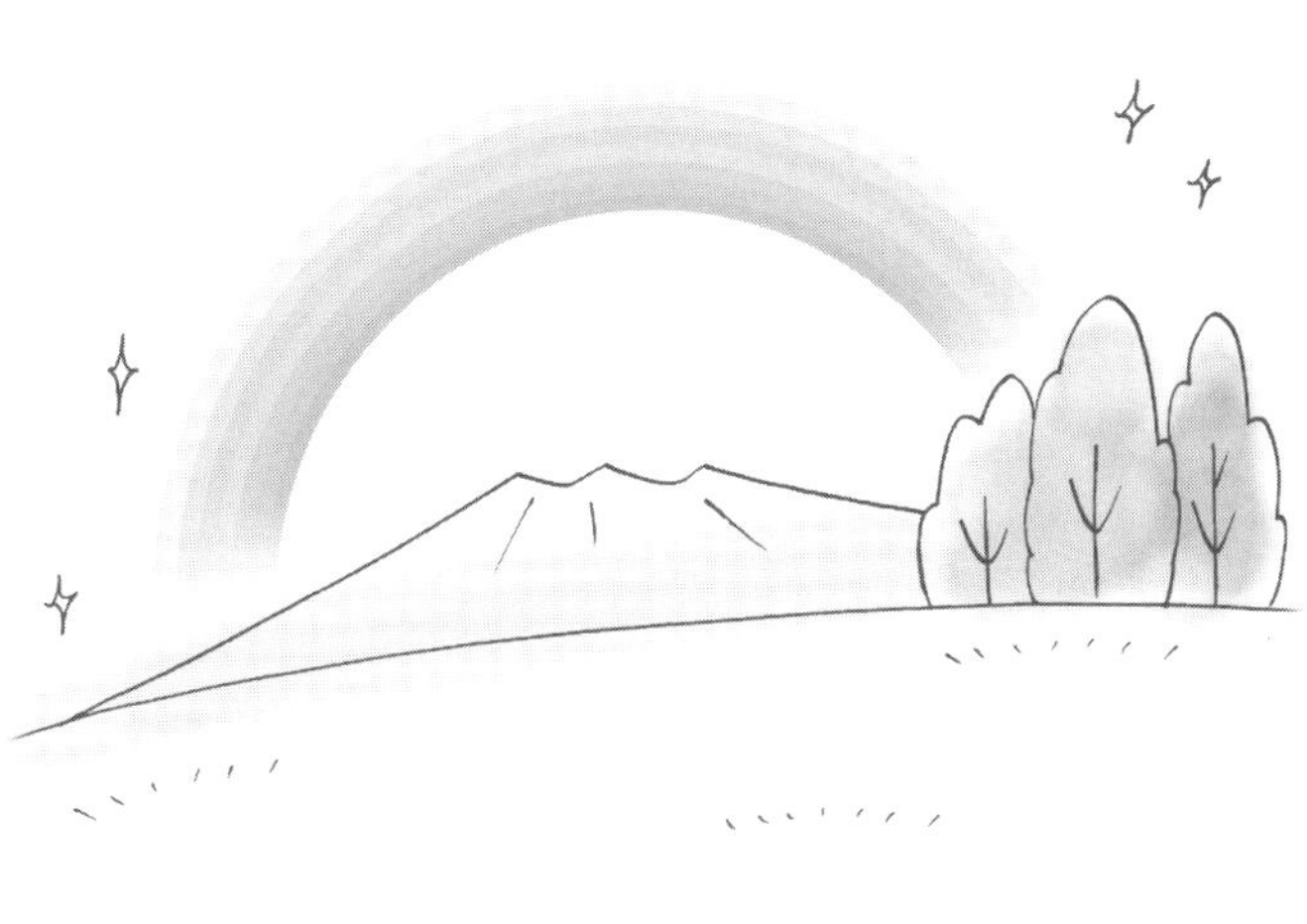

統合失調症治療に見えてきた光明

発症の予防や新薬開発につながる発見

なぜ、統合失調症を発症するのか――。発症のメカニズムを解明するため、さまざまな研究が続けられています。その結果、症状が現れる成因が明らかにされつつあります。研究の成果は、新しい治療薬、新しい治療法が登場する可能性を示しています。

従来、統合失調症は、脳内の神経伝達物質であるドーパミンの放出が過剰になるか、神経細胞のドーパミンの受け手が過敏になって引き起こされると考えられてきました（ドーパミン過剰仮説、19ページ）。ドーパミン過剰仮説に遺伝的素因がかかわっていることは、双生児研究や養子研究によって指摘されています。ドーパミンに関連する遺伝子の解析によって、統合失調症と関連すると考えられている遺伝子の変化も報告されています。遺伝子とは、からだをつくっているたんぱく質の設計図であるＤＮＡのことです。

現在、統合失調症の発症にかかわる可能性がある遺伝子が報告されています。こうした遺伝子の働きを調べることで、発症の予防や新薬の開発などにつなげようと多くの科学者が研究を進めています。

治療成績向上のカギを握る可能性が報告された「ペントシジン」

ドーパミン過剰仮説は、統合失調症のすべてにあてはまるわけではありません。ドーパミンを抑える作用をもつ抗精神病薬が、効果を現さないケースも少なからず存在します。

そこで、別の発症メカニズムを探るべく、統合失調症の患者さんの血液を解析する研究も続けられてきました。

その結果、血液中の「ペントシジン」という物質（生体内の糖や脂質、たんぱく質などがカルボニル化合物と反応して産生される最終糖化産物）が、統合失調症の人の約4割で〝過剰に蓄積を示している〟ことが報告されました。

統合失調症でない人よりも、血中濃度が平均1・7倍ほど高いのです。そのペントシジンを除去するためのビタミンB_6が枯渇している状態、いわゆる「カルボニルストレス」の状態が強いほど、抗精神病薬が効きにくく、従来の治療では抵抗性を示すというデータも発表されました。

統合失調症の検査・診断方法も進歩してきています。光トポグラフィー（ＮＩＲＳ）という脳機能イメージング（生きている脳の各部位の生理学的な機能を測定し、画像化する技術）が精神科医療に取り入れられ、うつ状態にある人の精神疾患の鑑別に役立っています。

そして、統合失調症に対する医療システムも、大きく変わろうとしています。

最終章ではこうした最新動向について、お伝えしていきたいと思います。

新しい治療法や新薬につながる研究成果

日本人の統合失調症の発症に関連する遺伝子の研究

統合失調症の人の脳では、前頭葉（情報処理などを行う部位）や海馬（記憶にかかわる部位）の構造異常がみられることが報告されています。それは胎児期、つまり、脳が形づくられる過程で生じるのではないかと考えられています。

胎児の脳は、神経細胞が深いところから表面へと移動しながら形成されていきます（マイグレーション）。マイグレーションがスムーズに行われないと、脳の構造がしっかりと整わない

◆脳と統合失調症との関係

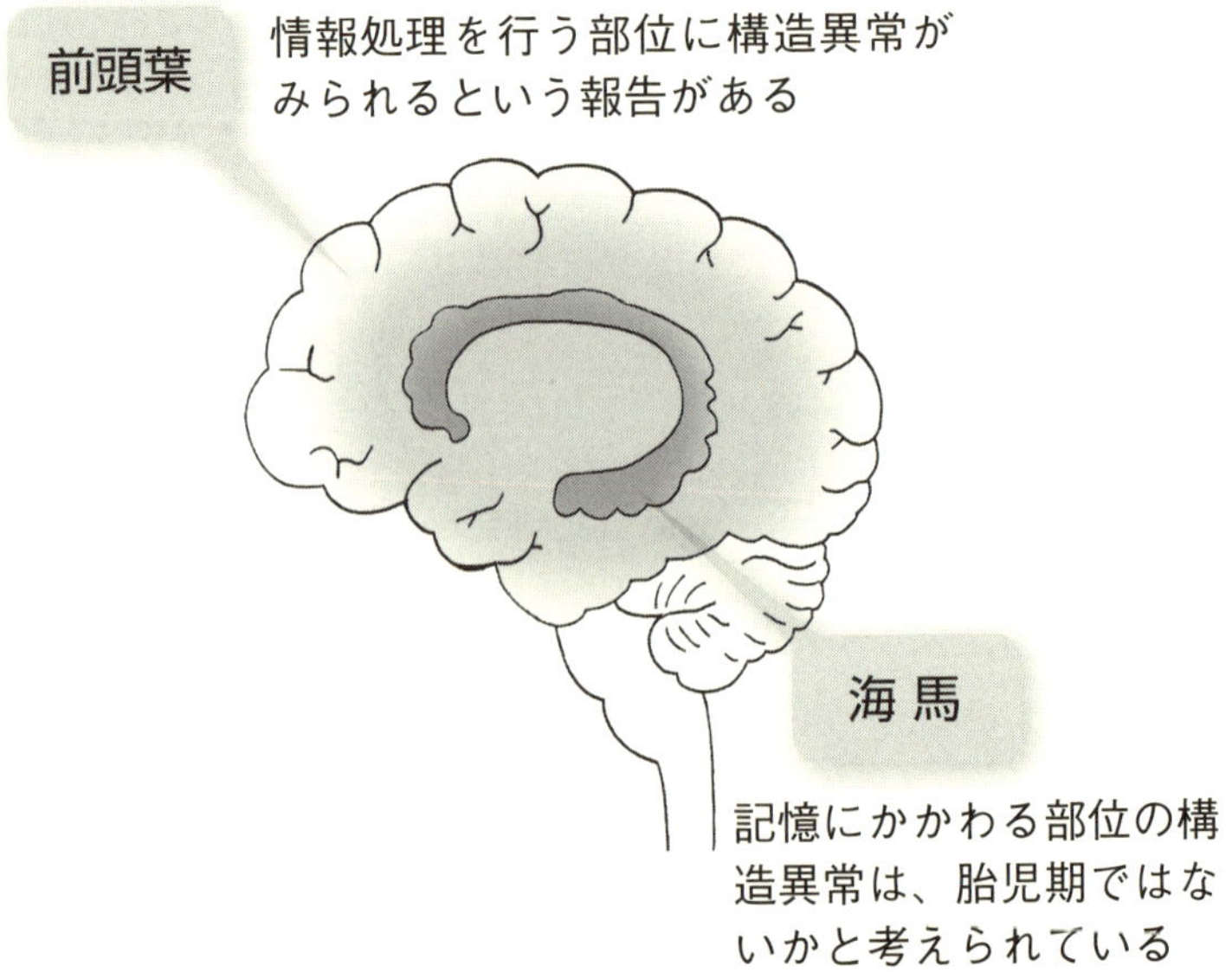

のではないかと推察されます。統合失調症の人の脳では、マイグレーションのために重要なたんぱく質の遺伝子が減少しているという研究報告もあります。

また、これまでに統合失調症に関連する遺伝子が、いくつも発表されてきましたが、そのなかには、神経発達にかかわる働きをもっている遺伝子も数多く含まれていました。

このことから、胎児期に、神経の発達を阻む要因があり、そして、神経細胞の配列や構造の不整が生じ（一段目）、成長するにつれて神経伝達物質のアンバランスなどが重なる（二段目）という考え方が、統合失調症を発症させる有力な仮説（神経発達障害仮説・二段階仮説）になってきました。

従来のドーパミン過剰仮説を裏づける遺伝子は、すでに20年ほど前に発見されています。日本の研究グループ（東京医科歯科大学神経精神医学教室など）が、ドーパミンを受け取る個所（受容体）のたんぱく質の遺伝子について調べたところ、統合失調症の人の多くは、アミノ酸の中の一つが、別のアミノ酸に置換されていることがわかりました。この突然変異が、統合失調症になりやすい体質を決めているのではないかと考える研究者もいます。

また、２０１２年にも、日本人の統合失調症の発症に関連する可能性がある遺伝子が同定されました。〝ＮＯＴＣＨ４〟と呼ばれる遺伝子で、塩基（遺伝情報）が1カ所異なるタイプの人は、統合失調症の発症リスクが1・5倍ほど高くなることがつきとめられました。

また、ＤＩＳＣＩという遺伝子も、有望な候補遺伝子として注目されています。統合失調症を発症した家族が多数いるスコットランドの家系で、ＤＩＳＣＩが発見されました。ＤＩＳＣＩを遺伝子工学の技術で壊したマウスが作成され、統合失調症と関連するとされるマイグレーション（178ページ）の異常などがみられています。２０１３年には、名城大学とジョン・ホプキンス大学の合同研究グループが、ＤＩＳＣＩの壊れたマウスはそのままでは行動に異常はないが、思春期にストレスをかけると初めて統合失調症関連の行動異常を示すことを発表し、二段階仮説を支持するデータとして注目されています。

遺伝的素因のメカニズム、遺伝子の変異、その遺伝子の働きをさらに解明していくことは、新しい治療薬の開発などにつながります。

カルボニルストレスと統合失調症

私たちの研究チーム（(公財)東京都医学総合研究所）が、〝統合失調症を示す血中物質ではないか〞とするたんぱく質を報告しました。それはペントシジンという物質（生体内の糖や脂質、たんぱく質などがカルボニル化合物と反応して産生される最終糖化産物）です。この章の冒頭でお話ししたとおり、統合失調症の患者さんの約４割で、ペントシジンの血中濃度が、統合失調症でない人よりも平均で１・７倍ほど高くなっているのです。

統合失調症の人の約２割は、ペントシジンを除去するビタミンB_6が枯渇した（カルボニルストレス）状態にあります。血液中のペントシジンやビタミンB_6の濃度を指標として利用すれば、血液検査をすることでカルボニルストレスによる統合失調症（カルボニルストレス性統合失調症）の早期診断、発症予防、早期治療ができるようになるのではと期待されています。

また、ビタミンB_6が、カルボニルストレス性統合失調症の治療薬となる可能性もあります。カルボニルストレス性統合失調症に対して活性化ビタミンB_6製剤（ピリドキサミン：国内では未承認の薬）を投与する治験も、すでに開始されています。

ビタミンB_6以外にも、体内には「グリオキサラーゼ代謝」という、カルボニルストレスを解消するシステムがあります。このシステムにかかわる酵素の一つがグリオキサラーゼⅠです。統合失調症の人とそうでない人の遺伝子解析を行ったところ、一部の被験者にグリオキサラーゼⅠの酵素活性の低下を引き起こすまれな遺伝子変異が認められました。この遺伝子変異のある統合失調症患者は、カルボニルストレスを伴っていました。

こうした研究成果を踏まえ、統合失調症は分子レベルの成因ごとに細分類され、その人に適した治療や予防が選択されていくような研究が進められています。統合失調症のオーダーメード医療が行われる日も、そう遠くないと考え、科学者たちは精力的に研究を進めています。

統合失調症の新しい検査法

ＮＩＲＳという検査方法が、精神科医療の分野に取り入れられました。これは近赤外線（電磁波の一つ）を用いて血中の酸素を結合したへ

◆ **前頭葉の活発化の特徴**

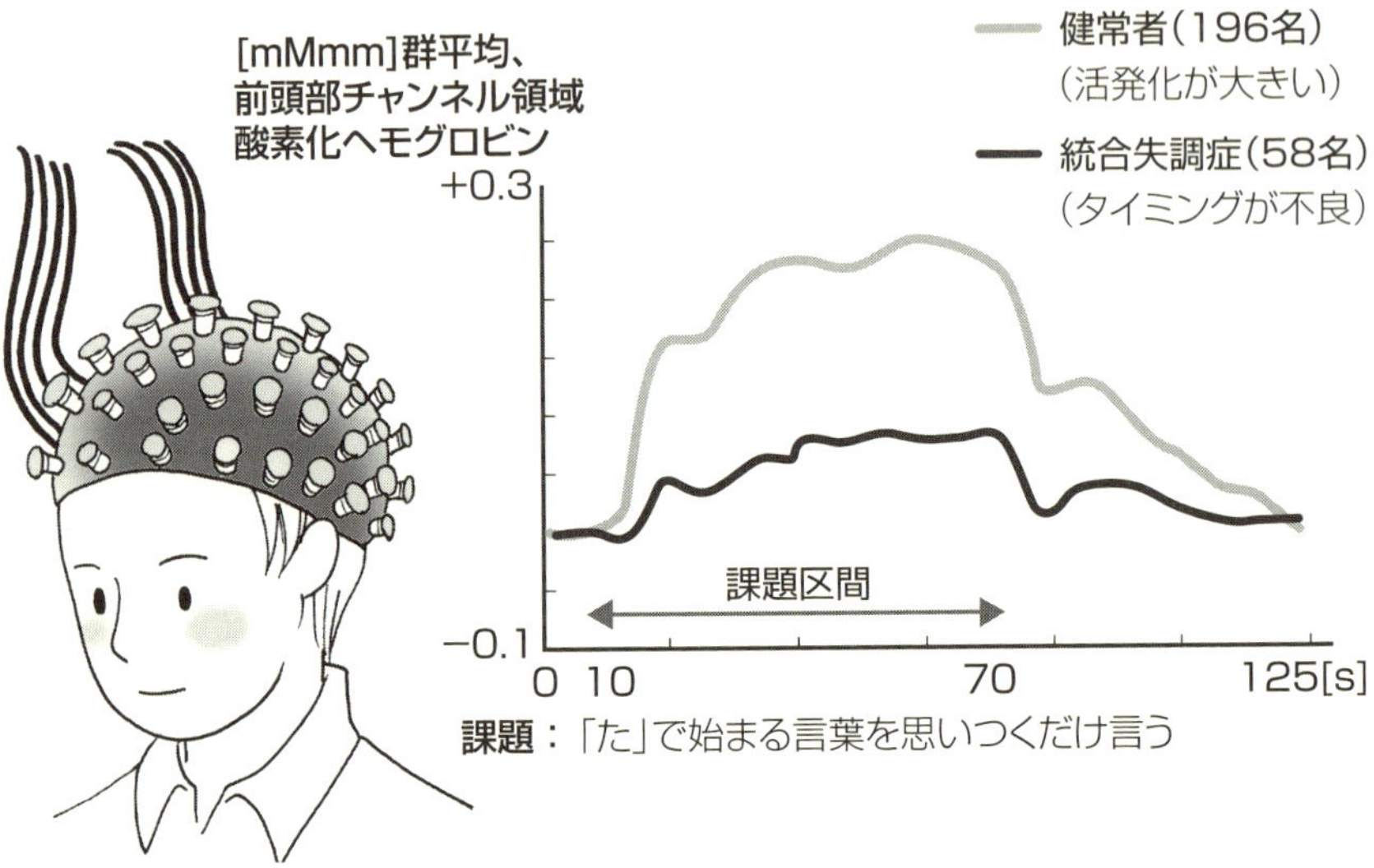

モグロビン濃度を計測し、血流量を推定して計測部位の機能を調べる方法です。精神科医療では、この検査方法を用いて大脳皮質の血流量を測定し、脳機能の活発化の様子を探ります。

厚生労働省が承認する先進医療（NIRS検査を用いたうつ症状の鑑別診断補助）は、うつ状態があり、うつ病や統合失調症などが疑われる人に対して適応となる検査で、うつ病、双極性障害（躁うつ病）、統合失調症の鑑別に有効です。先進医療とは、高度な医療技術を研究と治療の間に位置づけ、保険診療の適応とするかを検討する制度です。現在は、保険診療との併用が認められています。

たとえば「た」で始まる言葉を思いつくだけ言うといった〝言語流暢《りゅうちょう》性課題〟を用いてNIRS検査を行うと、前頭葉の活発化の値

◆言語流暢性課題を用いた光トポグラフィー検査を行った疾患別の特徴

検査方法

検査は坐位で行う。「『た』で始まる言葉を言ってください」という言語流暢性課題を行いながら光トポグラフィー検査を行う。被験者が「滝」「鯛」などと声に出して答えているときの前頭葉の血流量を測定する。検査時間は準備を入れても 15 分程度

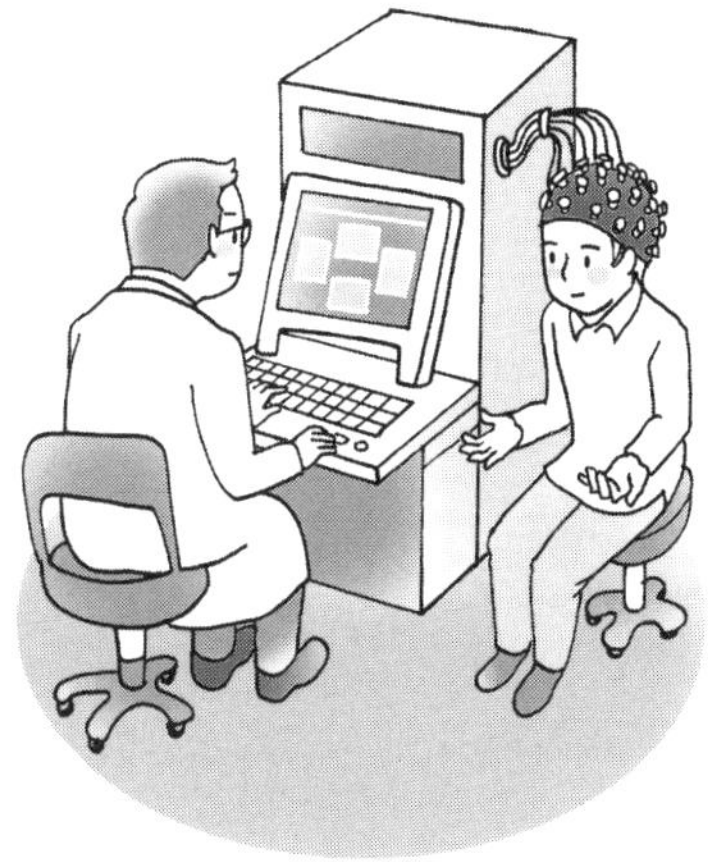

疾患別の特徴

・うつ病

前頭葉の活発化が小さく、課題はきちんとこなしているのに、あまり活性化されずに終了する

・双極性障害（躁うつ病）

前頭葉の活発化が遅く、ピークが後ろにずれる。同じうつ状態でも、うつ病とは異なる検査結果が出る

・統合失調症

検査中の活発化はよくないが、課題終了後、前頭葉を働かせる必要がなくなってから活発化する傾向にある。効率のよくない働かせ方といえる

がうつ病では小さい、双極性障害では遅れる、統合失調症では小さく、検査が終了してもなかなか下がらないという特徴がみられます。統合失調症で陽性症状（38ページ）の強い人ほど前頭葉の活発化が低く、また、課題が終わったあとに活性化の値がなかなか下がらないのは陰性症状と関連している研究データがあります。

科学的な検査による客観的なデータは、患者さんの診断に対する信頼、治療への動機づけにもつながります。もしＮＩＲＳの検査装置が、家庭で血圧を測定する電子血圧計のように小型化・低価格化が実現できれば、医療機関以外でも病状やストレスをセルフモニタリングしたり、精神療法などの効果を確認することができるようになるでしょう。

心の健康——変わりゆく精神保健医療

厚生労働省のデータによれば、現在、日本では国民の40人に１人が精神疾患のために医療機関を受診していると推定されます。多くの自殺者の背景には精神疾患があるといわれ、「心の健康」は危機的状況にあるのです。

ＷＨＯ（世界保健機関）は、疾病の重要性の指標となる「障害調整生命年：ＤＡＬＹ：Disability adjusted life years」を提唱しています。ＤＡＬＹは「病気によって失われる生命：ＹＬＬ：Years of life lost」と「障害によって損なわれる健康生活：ＹＬＤ：Years lived with disability」を合わせたもので、国民の生命と健康をおびやかす疾患を表します。

日本では精神疾患が、がん、循環器疾患とともにＤＡＬＹにおける三大疾患となっています。

心の健康を推進することは、政策として最優先されるべき課題です。三大疾患に見合う医療サポートの拡充を図るため、２０１０年４月、「こころの健康政策構想会議」が発足しました。こころの健康政策構想会議は、精神疾患の経験をもつ当事者やその家族、医療や福祉のサービス提供者、研究者などで構成されています。メンタルヘルスの重要性を広く伝えるとともに、人々のニーズに応える精神保健医療の改革ビジョンの具体策を検討しています。

また、同会議では、「精神疾患対策基本法案」（仮称）の制定を提言しています。そこでは早期治療、アウトリーチサービス（113ページ）、医療と保健・福祉が一体となったサービスなどが提唱されています。

精神保健医療の改革ビジョンでは、「多職種チームによる全人的サービス」「アウトリーチによる届くサービス」「精神保健としての啓発」「医療における家族支援、家族相談支援員による家族支援」などが掲げられています。ＡＣＴ（146ページ）の取り組みもその一つです。

精神保健医療改革が実現すれば、これまでの入院中心の精神科医療から、幅広い精神保健へ大きく転換し、困っている人のところへ専門家のサービスを届けることに重点をおいた医療体制に変わり、統合失調症の治療環境はよりよい方向へ向かっていくと思います。

＊

精神保健医療、社会的な支援など、統合失調

◆「こころの健康政策構想会議」の主な検討課題

こころの健康セーフティネットの構築

精神保健改革。
精神保健福祉ネットワークによる、精神保健福祉問題の予防と早期発見

こころの介護者を地域社会として支援

家族・介護者支援。
地域社会として積極的に支援できる体制づくり

多職種からなるチーム医療を当事者に届ける、そして専門医療の充実

精神医療改革。
アウトリーチで提供できる制度の実現、各疾患に応じた専門医療の充実で「3分診療を30分医療に転換」

症の患者さんやご家族を取り巻く環境は、まだ十分とはいえません。しかし、この章で述べてきたように、統合失調症を早期発見する検査方法や治療技術は確実に進歩していて、法制度、精神疾患に対する社会資源などの整備を進める努力を多くの人々が行っています。

統合失調症は、早期発見・治療によって回復が早まる病気です。統合失調症を正しく理解し、医師をはじめとした専門スタッフや、地域社会でのさまざまな支援、法的な助成を受けながら治癒に向けて進んでいってほしいと考えています。

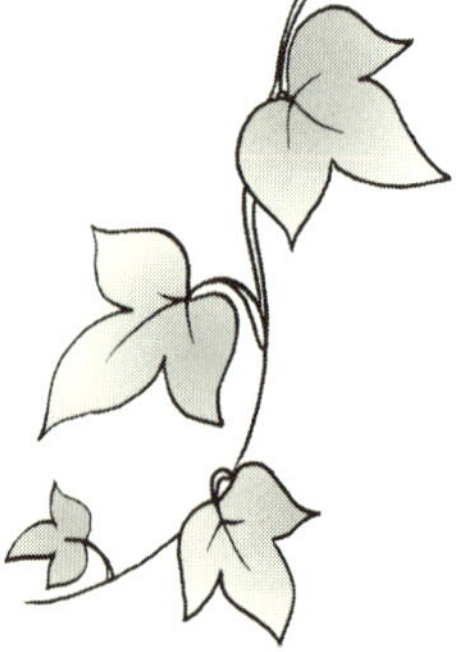

思春期の早期介入について

思春期での早期介入の重要性

早期発見・早期治療が統合失調症の経過と予後を大きく左右します。

ここまでに何回かお話ししましたが、統合失調症は、発症から治療開始までの未治療期間が長くなるほど経過が悪くなる傾向をもつ病気です。逆に、できるだけ早く治療に結びつければ（早期介入）、経過はよくなります。

統合失調症を発症しやすい思春期は、子どもから大人になっていく段階で、精神的に非常に不安定な時期といえるでしょう。それだけに、何に対してもやる気がみられないようなとき、それが思春期に特有の精神状態なのか、病気の徴候なのか、家族にも周囲の人たちにもなかなか判断はしにくいものです。

次のような症状に気づいたら、一度専門家（保健師や臨床心理士、精神保健福祉士など）に相談してみましょう。

自覚症状

- 抑うつ気分
- 悲哀の気持ち
- 気力の衰え
- 現実感のうすれ

- 自我障害（51ページ）
- 過敏性
- 軽い妄想や幻覚（45、32ページ）
- 身体感覚の変化

生活面や行動面の変化

- 集中力が低下したり、注意力が散漫になる。
- とくに理由もなく学校や仕事などを休む。
- 学校の成績が下がる。仕事がいつものようにはかどらない。
- 長い時間、何もしないでぼんやりしている。
- 外出が極端に減り、自室に引きこもりがちになる。
- 夜にきちんと眠れなくなる。
- 独り言、空笑い、おかしな言動などがみられる。
- 清潔を保てなくなる。

感情面の変化

- 表情が乏しくなる。
- 感情が読み取れなくなる。
- その場にそぐわない感情表現が出てくる。
- 突然わめき出したり、暴力をふるったりする。
- 過度の緊張でからだが硬直する。
- 感情が著しく不安定になる。
- ささいなことをきっかけに怒り出し、激しく動く。

対人関係の変化

- 会話が的外れで支離滅裂になる。
- 他者への関心がうすれ、社会とのかかわりがほとんどなくなる。
- 「ひとり」を強く望むようになる。
- ちょっとしたことで深く傷つき、友人が減ってくる。

精神病様症状体験は発症リスクを高める

症状が現れてから適切な治療（薬物療法）が開始されるまでの期間をＤＵＰ（Duration of Untreated Psychosis：精神病未治療期間）といいます。ＤＵＰの平均値は、さまざまな報告から1～2年と推定されています。つまり、症状が現れているにもかかわらず、その期間は治療も支援も受けずに過ごしている人（家族）が多いということです。

ＤＵＰが長くなるほど、回復に要する時間も長くなります。ＤＵＰを短縮させるためには、初めて症状が現れた時点での早期受診（早期介入）が必要です。統合失調症は、思春期から青年期にかけて発症しやすい疾患ですから、回復が遅れることで学業や就労に大きな影響を及ぼします。そのため、本人は自信を失ってしまいがちで、ご家族の苦痛も深まります。

統合失調症を発症しやすい若年層や、その家族、学校関係者、地域住民に対して、統合失調症についての情報を十分に提供し、スクリーニング検査などを行っていくことで、ＤＵＰを短くできるとされていますが、その体制はまだ整ってはいません。

精神症状は〝医療的な介入によって回復可能な症状〟であることをきちんと理解しておくことが大切で、それは医療機関を速やかに受診するポイントとなるものです。

ニュージーランドにおける１９７２～７３年に出生した約１０００人の追跡調査の結果で、

26歳の時点で統合失調症（あるいはそれに類する障害）と診断されている人の4割以上が、すでに11歳の時点で微弱な幻覚や妄想などを体験していたことが報告されました。この体験を「精神病様症状体験（ＰＬＥｓ）」といいます。11歳時のＰＬＥｓは、15年後の統合失調症発症のリスクを著しく高めること（5〜16倍）がわかり、発症を予測するリスク指標となる可能性が示されたのです。

日本でも約５０００人の中学生を対象として、ＰＬＥｓの4項目による質問紙を用いた調査が行われました。4つの項目は次のとおりです。

①「超能力などによって、自分の心の中を誰かに読み取られたことがありましたか?」

②「テレビやラジオから、あなただけにメッセージや暗号が送られてきたことがありましたか?」

③「誰かに後をつけられたり、こっそり話を聞かれていると感じることはありますか?」

④「ほかの人には聞こえない『声』を聞いたことがありますか?」

4項目のうち、1項目以上該当した人を「ＰＬＥｓ陽性」とします。その結果、思春期一般人口標本の15・2％にＰＬＥｓ陽性が認められました。思春期一般人口標本とは、住民基本台帳などを用いてある地域からランダムにピックアップした10歳代の被験者集団のことです。こうした調査方法をスクリーニング検査に応用し、陽性の人を高リスク群として早期介入すれば、統合失調症の発症を未然に防ぐこともできると考える科学者が研究を進めています。

しかしその一方で、思春期での早期介入に対してはさまざまな問題も指摘されています。

思春期における早期介入の問題点

統合失調症を発症しやすい思春期に精神病のような症状を体験するケース（ＰＬＥｓ）は決して珍しくありません。欧米や日本の疫学調査では、15歳の児童の10～15％程度がＰＬＥｓを体験するという研究報告があります。

ＰＬＥｓを統合失調症の前駆症状ととらえることもできますが、微弱な精神症状（幻覚や妄想など）はその後、じつに多様な経過をたどりうるのです。なんの治療をしなくても自然に治まったり、なんらかのストレスによって引き起こされたり、慢性的に続いていても苦痛ではないため治療を求めなかったり、あるいは悪化して統合失調症に発展したりと経過はさまざまです。

オーストラリアの精神科医、Yung や McGorry らは、発病リスクのある精神状態をＡＲＭＳ（at Risk mental state）と名付けました。ただ、ＡＲＭＳで実際に精神疾患を発症する割合は10％程度であることがわかってきました。残りの人たちは自然に、あるいは環境調整などによって症状が消えてしまっていました。

もしＡＲＭＳの段階で抗精神病薬の投与が必要であるとしても、ＡＲＭＳの子どもには時間限定で投与すべきとする児童精神科医や研究者の意見が注目されています。彼らは、半永久的に投与し続けることは、明らかにリスクのほうが大きいと述べています。というのも、先ほどふれたように、ARMSで精神疾患を発症するのは10％にとどまるわけですから、のちに病を発症することはないにもかかわらず、ARMSを体験することで高リスク群とされることは、不利益を被る可能性があるからです。

PLEsに気づいてすぐに精神科を受診したとき、現在の精神科医療では、90％の偽陽性の人にもエビリファイやリスパダールといった抗精神病薬が投与されてしまう可能性が懸念されています。

ARMSを呈している人の多くは、抗精神病薬を用いなくても、環境整備だけで統合失調症の発症を防ぐことができるという報告が複数あります。このことを、精神科医にも、ご家族にも、ぜひ知っておいてほしいと思います。

ARMSを体験する人が「高リスク群」とされることで被る不利益には、次のことがあります。

- 統合失調症になるかもしれないという心理状態から、不安や抑うつが生じること。
- 他者あるいは自分自身、または両者から烙印めいたものを押されること。
- 精神病の発症をおそれ、自分自身の成長につながるようなチャレンジを避けるようになること（ストレスの増加をおそれること）。
- 抗精神病薬を投与されること。これは、副作用の影響を受ける。

精神科医療における「念のため」の薬物療法（抗精神病薬の投与）は、憂慮されるべきことです。また、早期介入は精神疾患の「レッテル貼り」の危険性をはらんでいると指摘する児童精神科医や研究者がいます。早期介入の是非、方法については、当事者のご家族、医療従事者、研究者などの間でさまざまな議論が交わされています。

ＰＬＥｓ（精神病様症状体験、191ページ）やＡＲＭＳ、そして、このあとすぐにお話しするＵＨＲ（超高リスク）群について理解したうえで、受診にのぞんでいただきたいと願っています。

精神科医のいる医療機関は、精神科病院、総合病院・大学病院の精神科（精神神経科、神経科、心の外来など、診療科目のネーミングはいろいろです）や、心療内科、さまざまなタイプのメンタルクリニックなどです。また、企業や学校の健康管理室、地域の保健所、精神保健福祉センターなどでも、専門家（保健師や精神保健福祉士、臨床心理士など）が精神的変調の相談にのっています。

ただし、思春期のＰＬＥｓに対する受け皿はきちんと整っておらず、精神保健にかかわる人たちにもＰＬＥｓの推移については、まだよく知られていないのが現状です。厚生労働省の研究班が早期介入の研究を行っていて、この研究と連携して、一部の地域では試験的な取り組みが始まったばかりです。

「超高リスク群」について

オーストラリアの研究チームは、ＡＲＭＳの中から統合失調症へ移行する確率の高いグループを絞り込み、ＵＨＲ（Ultra high Risk：超高リスク）群の評価法（ＡＲＭＳについてのＵＨ

R基準）を提唱しています。UHR群は、年齢が14歳～29歳で、援助を求めて専門的なサービスに紹介された人のなかで、以下の①から③の全項目のうちの1つ以上を満たす人としています。UHR群のおよそ40％が1年後以内に精神病状態に移行すると報告されています。

この評価法だけでUHR群を特定できるものではありませんが、一つの参考になると思うので記しておきます。

①弱い精神病症状

以下のうち少なくとも1つの症状が存在する。関係念慮、奇異な信仰または魔術的思考、知覚障害、極端に偏った考え、奇異な考えや発言、奇異な行動や外見。

- 症状の頻度：少なくとも週に数回。
- 症状の始まり：1年以内。
- 症状の特徴：1週間～5年間。

②短期に自然軽快し、反復しうる精神病症状

- 一時的な精神病症状。以下の少なくとも1つの症状が存在する。関係念慮、奇異な信仰または魔術的思考、知覚障害、極端に偏った考え、奇異な考えや発言、奇異な行動や外見。
- 症状の頻度：少なくとも週に数回。
- 症状は自然に軽快する。
- 症状の始まり：1年以内。

③特性（家族歴）と状態の危険因子

- 本人が統合失調症型パーソナリティ障害であるか、または第一等親族に精神病性障害の人がいる。
- 1カ月～5年の間に明らかな精神の状態や機能に低下がある。
- 機能低下は過去1年以内に生じている。

思春期にはどのような早期介入・早期治療が必要なのか

オーストラリアの精神科医チームは、「精神病性障害の超高リスク状態の若者の治療」のガイドライン案を提唱しています（『統合失調症の前駆期治療』中外医学社より）。たいへん示唆に富んだものなので記しておきます。ぜひ参考にしてください。

▼発病リスクのある精神状態（ARMS）の徴候や症状に悩んでいて、治療を求めている若年者に対しては、以下のことをするべきです。

- この臨床群に特有のニーズに精通した精神保健サービスへの招聘《しょうへい》と、そこでの評価。
- 精神状態の定期的観察。
- 抑うつ、不安、物質濫用《らんよう》などの症状群に対する治療の提供と、必要があればほかの問題領域（対人関係、職業、家族関係など）についての援助。
- 若者たちが体験してきた症状をよりよく理解するための心理教育と援助。
- 体験する可能性がある精神症状に対処する技術の習得を援助するための、治療の提供。
- 家族教育と支援の提供。
- 現在現れている症状、精神障害のリスクに関する情報を、融通性のある明確で慎重なやり方で提供すること。
- 諸症状が悪化して急性精神病エピソードを呈した場合、できるだけ速やかに適切な治療を提供すること。

▼ＵＨＲの人の治療は、家庭、プライマリケア、若者になじみやすい部屋を配置した環境のような、スティグマ（ネガティブな意味のレッテル）の少ない環境下で実施すべきです。

▼抗精神病薬の投与は、治療の妥当性と有効性について、さらなる評価が必要とされています。ですから、現在のところは、抗精神病薬の投与をＵＨＲ群の治療の第一選択と、通常みなすべきではありません。ただし「精神状態の急速な悪化がある場合」「重度の自殺リスクがあり、抑うつの治療が無効と判明した場合」「攻撃性や敵意が増大して、他者への脅威であると判明した場合」は例外です。

▼もし抗精神病薬の投与が考慮されるなら、低用量の非定型抗精神病薬を用いるべきです。もし6週間後に効果があって症状が消えた場合、6カ月〜2年の期間、患者さんの同意の下で投薬を続けることができます。その期間が終了したときに、もし良好に回復していて、患者さんが同意するならば薬は少しずつ減量していくべきでしょう。

一種類の非定型抗精神病薬投与に対して、まったく反応しないか、限られた反応しか得られないなら、この治療戦略を慎重に見直すべきです。投薬の適応がまだ存在するならば、別の薬を試すこともできます。

▼もしＡＲＭＳの若者が自らは援助を求めなかったり、援助を受け入れようとしないならば、

家族と友人に援助と教育を行うといい場合があります。

▼とくに精神病への移行リスク低減を目的とした治療（抗精神病薬投与、認知療法、家族療法、ほかの実験的な精神保護薬の使用）の有効性を示す根拠は、準備段階にとどまっています。さらにエビデンスが必要ですし、さまざまな介入法の危険性と有益性の比をより正確に決定する必要があります。

明日への意欲と希望をもって回復への道を着実に進む

この章では統合失調症治療の「これから」をみてきましたが、発症メカニズムが解明されるにしたがって、新しい治療法、新しい治療薬の開発なども進んでいくものと考えられます。また、精神保健医療の改革も進展し、統合失調症の治療環境はより良い方向へと変化していく動きが始まっています。

統合失調症の治療には長い時間を要します。その間、さまざまな困難に直面すると思います。患者さん本人、ご家族や周囲の人たちが本書を手にとり、正しく理解することで、明日への意欲と希望をもつことが叶《かな》い、回復への道を歩んでいただけたらと願っています。

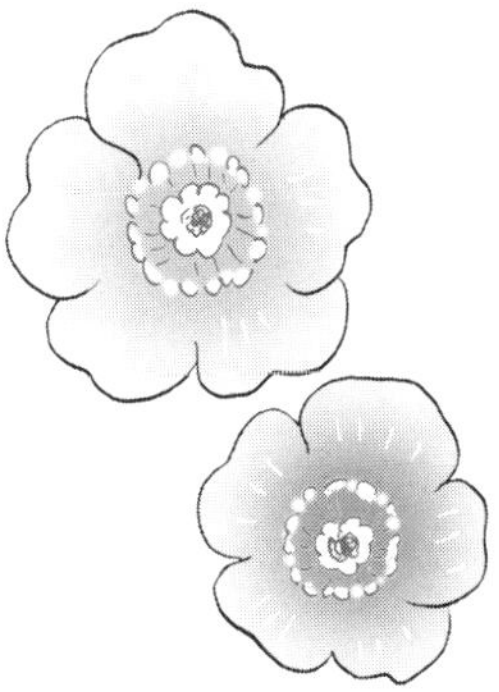

由もなく初めから２種類以上処方する医師や、調子が悪いと報告するたびに説明もなく薬の量や種類を増やす医師は、多剤大量投与についての危険性の認識が低い可能性があります。病状によっては、２種類以上処方される場合がありますが、ふつうは疑問にはきちんと答えられます。

●面会させてくれない

入院治療の際、長期にわたって「患者さんにストレスがかかるから」といった理由で、ご家族と患者さんを会わせたがらない医療機関は、患者さんに対する不適切な処遇があるのかもしれません。

●セカンドオピニオンを認めない

診断や治療法について、主治医以外の専門家の意見を求めるセカンドオピニオンを申し出たとき、所見などの情報をなかなか提供してくれない医師や医療機関は、「患者さんの当然の権利」を奪っています。

●他職種と連携していない

統合失調症の回復のためには、さまざまな専門職のサポートが必要です。医師が、臨床心理士（カウンセラー）や精神保健福祉士など、他職種とのかかわりについて消極的だと、治療がスムーズに運ばなくなります。

●相談にのってくれない

治療を継続していくうえでのさまざまな悩みや疑問、家族会への参加、社会福祉資源の利用などについて、きちんと相談にのってくれないと、患者さんやご家族は孤立感を深めてしまいます。

●身体疾患には対応してくれない

身体疾患を併発したとき、すぐに対応してくれない医師や医療機関は心配です。ほかの診療科や医療機関と連携して、患者さんの心身をケアしていく精神科医療が理想といえます。

Column

こんな医師や医療機関にかかってはいけない

現行の精神医療は不完全で、さまざまな不備があります。そのなかで、大半の医療機関、精神科医たちは、できるかぎりの医療を提供しようと献身的に診療しています。一方で、精神科医療の不備に甘んじて、必ずしも適切な治療とは思えない医療を行っている可能性がある医療機関、医師が一部に存在することも疑われています。統合失調症の治療において、「こんな医師や医療機関はできるだけ避けたほうがよい」と思われるケースを紹介しますので、参考にしてください。

●ずっと薬を変えない

治療薬の処方は、病状の経過に合わせた調整が必要です。病状が思わしくないのに同じ処方を長期間にわたって続けることは、回復の可能性を低下させているといわざるをえません。薬の変更を避ける明確な説明をしてもらえない場合、セカンドオピニオンでほかの医療機関に相談することをおすすめします。

●話をきちんと聞いてくれない

一方的に自分の見解や指示を伝えるだけで、患者さんの話に耳を傾けない医師や、治療計画や病状の見通しなどについて尋ねてもきちんと答えてくれない医師は避けたほうがいいでしょう。

●薬についての説明をしない

処方薬についてきちんと説明をしない、薬の説明をしても副作用についてはふれないようなケースでは、治療上のトラブルが生じがちです。

●多くの治療薬を処方する

統合失調症の薬物療法は抗精神病薬の単剤投与が基本ですが、とくに理

監修者
糸川 昌成（いとかわ・まさなり）
1989年、埼玉医科大学卒業、東京医科歯科大学医学部精神神経科、東京大学脳研究施設、理化学研究所分子精神科学研究チーム、東京都精神医学総合研究所精神分裂病研究部門などを経て、現在、（公財）東京都医学総合研究所精神行動医学研究分野分野長、統合失調症・うつ病プロジェクトリーダー。専門は、精神医学、分子生物学。現在、都立松沢病院精神科で非常勤医師として臨床に携わるとともに、「カルボニルストレス」を研究。
著書に『臨床家がなぜ研究をするのか ー精神科医が20年の研究の足跡を振り返るときー』（星和書店）がある。

「統合失調症」からの回復を早める本

平成25年2月14日　第1刷発行
平成27年9月3日　第3刷発行

監修者　糸川 昌成
発行者　東島俊一
発行所　株式会社 法 研

〒104-8104　東京都中央区銀座1-10-1
販売 03(3562)7671 ／編集 03(3562)7674
http://www.sociohealth.co.jp
印刷・製本　研友社印刷株式会社

SOCIO HEALTH
小社は㈱法研を核に「SOCIO HEALTH GROUP」を構成し、相互のネットワークにより、〝社会保障及び健康に関する情報の社会的価値創造〟を事業領域としています。その一環としての小社の出版事業にご注目ください。

ISBN 978-4-87954-947-1 C0077　定価はカバーに表示してあります。

乱丁本・落丁本は小社出版事業課あてにお送りください。

送料小社負担にてお取り替えいたします。